刘金英
防癌抗癌
怎么吃速查

刘金英 编著

中国纺织出版社有限公司

图书在版编目（CIP）数据

刘金英：防癌抗癌怎么吃速查 / 刘金英编著 . --
北京：中国纺织出版社有限公司，2022.2
ISBN 978-7-5180-8609-2

Ⅰ.①刘… Ⅱ.①刘… Ⅲ.①癌—食物疗法 Ⅳ.
①R247.1

中国版本图书馆 CIP 数据核字（2021）第 108279 号

责任编辑：傅保娣　　责任校对：楼旭红　　责任印制：王艳丽

中国纺织出版社有限公司出版发行
地址：北京市朝阳区百子湾东里 A407 号楼　邮政编码：100124
销售电话：010—67004422　传真：010—87155801
http://www.c-textilep.com
中国纺织出版社天猫旗舰店
官方微博 http://weibo.com/2119887771
北京通天印刷有限责任公司印刷　各地新华书店经销
2022 年 2 月第 1 版第 1 次印刷
开本：710×1000　1/16　印张：12
字数：160 千字　定价：49.80 元

凡购本书，如有缺页、倒页、脱页，由本社图书营销中心调换

2019 年 1 月，国家癌症中心发布的全国癌症统计数据显示，2015 年全国恶性肿瘤发病约 392.9 万例，发生率呈逐年上升的趋势。研究发现，90%~95% 的恶性肿瘤与外在因素有关，其中饮食占 30%~35%、烟草占 25%~30%、肥胖占 10%~20%、酒精占 4%~6%。由此可以看出，恶性肿瘤是一种与营养、饮食及生活方式相关的疾病。国内外很多研究表明，给予患者合理规范的营养支持治疗，能够明显降低并发症的发生率和疾病的死亡率，缩短住院时间，同时合理的营养干预能节省患者 20% 的医疗费用。

然而，在目前的环境下，我国住院治疗的恶性肿瘤患者中、重度营养不良发生率高达 58%，而且网络上各种各样的饮食误区也在困扰和误导肿瘤患者的饮食行为。鉴于此，我创作了这本书。

在书中，我分享了近 30 年来的一线宝贵经验，帮助患者辨别信息真伪，获取科学、准确的营养知识。肿瘤患者及其家属应及时、准确地了解患者的营养状况，科学合理的饮食，定期前往营养门诊等专业机构咨询。在肿瘤治疗期和康复期膳食摄入不足，且经膳食指导仍不能满足目标需求量时，可积极接受肠内、肠外营养支持治疗。

希望读完这本书，癌症患者家属能更合理地照顾患者，也希望所有的人都能做好饮食上的调整，降低自身患癌的概率！

刘金英

2021 年 7 月

目录

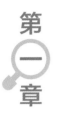
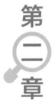

CONTENTS

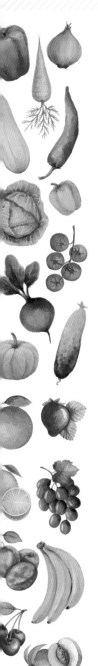

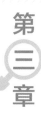

第三章 防癌抗癌常见营养误区速查

第五章

11 种防癌抗癌药食两用中药材速查　/ 139

第六章

15 种高发癌调理饮食方案速查 /151

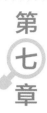

第七章 癌症不同治疗阶段饮食速查

第一章

你很健康，
为啥也要懂癌

我们离癌症有多近

2019 年 1 月，国家癌症中心发布的全国癌症统计数据显示，平均每天超过 1 万人被确诊为癌症，每分钟约有 7.5 个人被确诊为癌症。与历史数据相比，癌症发病率呈上升趋势。众多癌症中，我国男性发病率最高的是肺癌，女性发病率最高的是乳腺癌。

癌症的危险因素有哪些

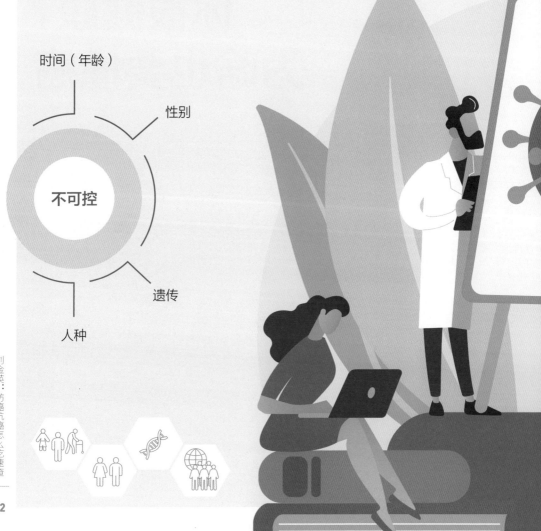

时间（年龄）

性别

不可控

遗传

人种

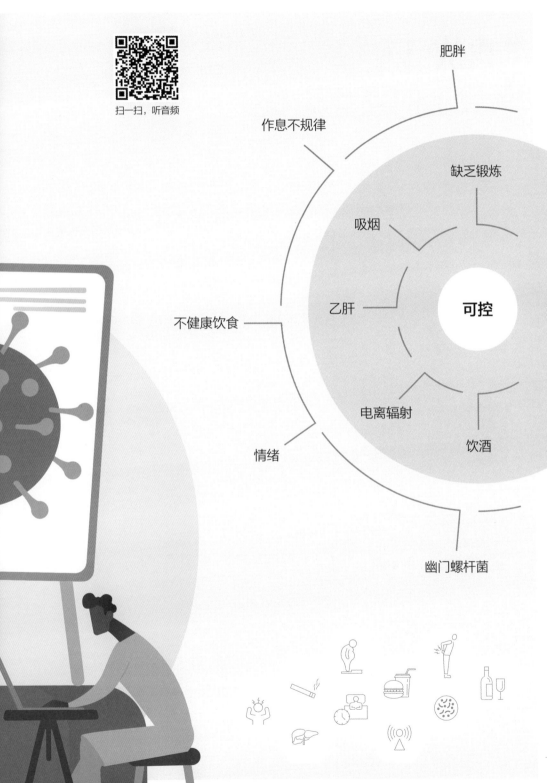

肥胖

作息不规律

缺乏锻炼

吸烟

乙肝

可控

不健康饮食

电离辐射

饮酒

情绪

幽门螺杆菌

"病从口入"，
舌尖上的癌症知多少

　　都说"病从口入"，癌症也是一样，饮食不合理是癌症发生的重要诱因之一。食材、烹饪和保存方式等都有可能带来舌尖上的癌症。中国作为美食大国，同样也是癌症大国。或许，很多致癌的美食，你刚吃完，亦或即将入口。

| 常食火腿、香肠 | 火腿、香肠在制作过程中产生硝酸盐和亚硝酸盐物质，这些都是致癌物。 |

| 爱吃腌菜 | 腌制的咸菜、酸菜中含有亚硝胺等致癌物，经常食用容易增加患胃癌和食管癌的概率。 |

| 常食煎炸食物 | 煎炸食物时，油温一般比较高，这样会产生丙烯酰胺等致癌物质，常食很容易诱发癌症。煎炸食物时尽量把油温控制在150℃以下。 |

| 常食"地沟油" | "地沟油"中含有很多种致癌物质，其潜在危害很严重，且食用后的危害短期内不易被察觉，所以要禁止食用"地沟油"。 |

常食烧烤食物	炭火烧烤的食物中大多含有苯并芘等多种致癌物质，常食容易增加胃癌、肠癌等的患病概率。
常食猪油渣	猪肉经过高温炼制，会产生猪油和猪油渣，而在高温条件下，猪肉产生的多环芳烃等致癌物质会滞留在猪油渣上，常食可能会增加胃癌、食管癌等患病概率。所以，不建议多食猪油渣。
常食甜食	常食甜食可以增加罹患结肠癌、直肠癌、乳腺癌等癌症的危险。世界卫生组织建议：每天添加糖的摄入量不超过 25 克，且添加糖提供的能量占总能量的比例不超过 5%。
常食农药超标的果蔬	农药中的有机氯、有机磷、砷类杀虫剂与癌症关系比较密切，所以常食农药超标的果蔬会增加患癌的概率。
常食多味瓜子	多味瓜子在加工中加入了合成香料和糖精，大量食用会对身体产生毒害，甚至致癌。
常食过烫的食物	食物太烫容易烧伤口腔黏膜、食管黏膜、胃黏膜等，引起黏膜上皮增生甚至黏膜溃烂，长期食用很容易诱发口腔癌、食管癌、胃癌等。

预防癌症的 10 条建议

扫一扫，听音频

世界癌症研究基金会和美国癌症研究所发布了关于生活方式和癌症预防的专业报告，即《膳食、营养、身体活动与癌症：全球视角（第三版）》。这份报告根据全球最新的研究证据，提出了以下 10 条预防癌症的建议。

NO.1

保持健康体重。控制体重，使体质指数（BMI）保持在 18.5~24.9 千克/米^2，或者腰围不超过 90 厘米（男性）/80 厘米（女性）。而且尽量让体重接近健康体重范围的最低值，避免体重增加。

NO.2

积极参加运动。每天进行中等强度的身体活动 45~60 分钟，对于 5~17 岁人群，则建议每日中到高强度活动累计达 60 分钟；减少静坐时间。

NO.3

多吃全谷、蔬菜、水果和豆类食物。每日至少从食物中摄入 30 克膳食纤维、5 种或以上非淀粉蔬菜和水果。

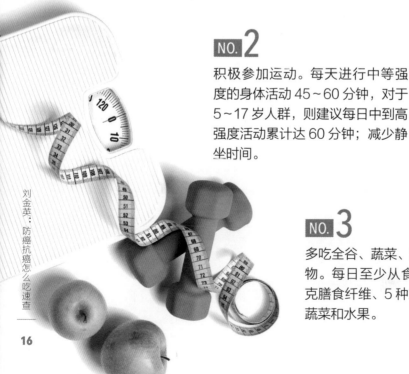

刘金英：防癌抗癌怎么吃速查

NO.4

限制食用快餐类食物和其他富含糖、淀粉、脂肪的食物。

NO.5

限制食用红肉和其他加工肉类，每周吃红肉不超过 500 克。

NO.6

限制摄入含糖饮料。为了满足机体对水分的需求，最好饮用水、茶或不加糖的咖啡。

NO.7

限制饮酒，最好不饮酒。

NO.8

不推荐吃各类膳食补充剂。机体的营养需求应该从每日的饮食中获取而非膳食补充剂，特殊人群除外，如备孕女性需要补充铁和叶酸，婴幼儿、孕妇和哺乳期女性应补充维生素 D。

NO.9

如果可以，尽量母乳喂养。在婴儿最初 6 个月内给予纯母乳喂养，并持续到 2 岁甚至更长。

NO.10

癌症幸存者应该遵从上述癌症预防建议。

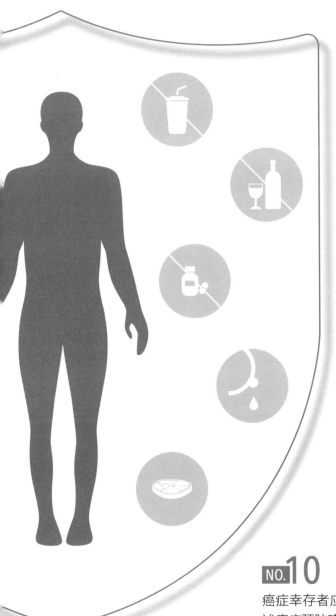

平衡免疫力，癌症自然远离

🔍 癌症是免疫失调惹的祸

免疫指机体免疫系统能识别自身和异己的物质，并通过免疫应答排除抗原性异物，从而达到机体生理平衡的功能。对于预防癌症的人来说，免疫系统能破坏和排斥进入人体的致癌物质，维持身体健康，使其远离癌症。

有些人经常会出现精神疲劳、感冒不断、体力变差等，这些可能都是免疫力低下引起的；而有些人经常会出现过敏等症状，这些可能是免疫力过高引起的。总之，这些都是免疫失调的表现。

一旦我们身体的免疫失调了，那么身体防御和抑制癌细胞的能力就会下降，致癌因素就能轻易侵袭身体，导致癌症的出现。由此可知，防癌最重要的方法就是调节身体的免疫力。

🔍 免疫力贵在平衡，不是越高越好

凡事都有两面性，免疫力并不是越高越好。无论免疫力过高或过低，都会导致免疫系统失衡，不能有效地起到防御城墙的作用。

外来抗原	自身抗原
过敏 鼻窦炎、异味性皮炎、气喘、湿疹、结膜炎、花粉症	**自身免疫** 类风湿性关节炎、红斑狼疮、干癣、僵直性脊椎炎
免疫亢进 ↑	
平衡的免疫力 = 最佳的防卫功能	
免疫低下 ↓	
感染 病毒、细菌、真菌、寄生虫	**癌症**

防癌抗癌
日常饮食知识速查

食物杂而多样化

古人很早就强调了全面膳食的重要性，曾在《黄帝内经·素问》指出，"五谷为养，五果为助，五畜为宜，五菜为冲，气味和而服之，以补益精气。"

全面膳食要求日常饮食尽量做到多样化，食物宜广而杂；要讲究荤素食、主副食、正餐和零食小吃，以及食与饮之间的合理搭配和平衡。食物的种类多种多样，所含营养成分也不同，只有做到全面膳食、合理搭配，才能使人获得各种不同的营养，以满足生命活动的需求。

🔍 每天摄入谷薯类食物 250～400 克

《中国居民膳食指南（2016）》建议，成年人每天应摄入 250～400 克的谷薯类食物，这些食物含有丰富的淀粉，一定量的蛋白质、维生素和矿物质，是人们获得热量最主要、最经济的来源。只有保证摄入充足的谷薯类主食，才能提高身体免疫力，保证身体健康。

未经过精细加工的糙米、全麦面粉等全谷物，以及黄豆、红豆、绿豆等杂豆，能供给人体较多的热量，且其中的蛋白质、膳食纤维、矿物质及维生素等含量也较高，具有较高的营养价值，在日常饮食中应注意适量摄入。

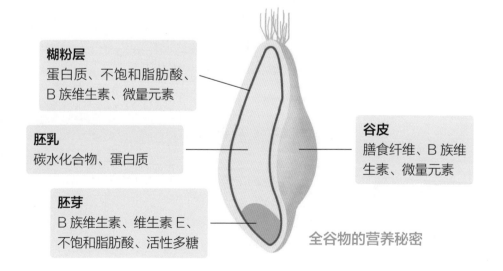

糊粉层
蛋白质、不饱和脂肪酸、B 族维生素、微量元素

胚乳
碳水化合物、蛋白质

胚芽
B 族维生素、维生素 E、不饱和脂肪酸、活性多糖

谷皮
膳食纤维、B 族维生素、微量元素

全谷物的营养秘密

餐餐有蔬菜，保证每天摄入 300~500 克

日常饮食要讲究荤素搭配，保证餐餐有蔬菜。《中国居民膳食指南（2016）》建议，成年人每天应摄入 300~500 克蔬菜，且深绿色蔬菜占一半以上。因为新鲜蔬菜富含维生素、矿物质、膳食纤维和植物化学物，每天摄入足够新鲜蔬菜能提高身体免疫力，增强对抗癌症的能力。此外，建议挑选和购买蔬菜时，品种要多变换，每天至少达到 5 种。

每天摄入水果 200~350 克

新鲜水果不仅富含多种矿物质和维生素，还含有类黄酮等多种抗氧化成分，可抑制各种致癌物质，使 DNA 免受伤害，具有防癌的作用。但水果也不宜食用过多，因水果含有较多的糖分，摄入太多会造成肥胖，而且过多的糖分会为癌细胞提供养料，降低身体抗击癌细胞的能力。《中国居民平衡膳食宝塔（2016）》建议，每人每天摄入的水果量控制在 200~350 克，相当于 1~2 个中等大小的苹果，防癌抗癌的人群可按照这个标准来控制水果量。

不敢不吃鱼、禽、蛋和瘦畜肉

鱼、禽、蛋和瘦畜肉均属于动物性食物，富含优质蛋白质、脂类、脂溶性维生素、B 族维生素和矿物质等，是平衡膳食的重要组成部分。建议成人平均每天摄入水产品 40~75 克、畜禽肉 40~75 克、蛋类 40~50 克，平均每天摄入总量为 120~200 克。

每天吃 25~35 克坚果，可降低多种癌症发生风险

坚果含有多种不饱和脂肪酸、矿物质、维生素 E 和 B 族维生素，所以常食坚果的人罹患癌症的风险会降低。但坚果热量高，不宜多吃，每天摄入 25~35 克为宜，约 4 个核桃或 15 颗花生。

每天喝 1500~1700 毫升水

《中国居民膳食指南（2016）》对饮水量的要求有所提高，从 1200 毫升（约 6 杯）调高至 1500~1700 毫升（7~8 杯），并鼓励喝白开水和茶水，少喝甜饮料。如果活动量大，出汗多，则相应增加喝水量，及时补水。

五色食物如何抗癌

什么是五色食物

"让食物成为你的药物，而不是让药物成为你的食物"，这是西方医学之父希波克拉底曾经说过的话。有研究显示，对抗癌症最有效的方法是建立正确的饮食观念和习惯，而不是单纯地接受各种治疗或服用各种药物，所以对于癌症患者来说，食物是最好的抗癌药。

我们大家都知道食物分为绿、红、黄、白、黑五色，不同颜色的食物能滋养不同的脏器，对于癌症患者而言，五色食物合理搭配能起到抗癌的作用。

五色食物的具体功效有哪些

绿色食物	红色食物	黄色食物
绿色食物指绿色蔬菜和水果。其中，深绿色蔬菜的营养价值最高。	红色食物指红肉以及红色蔬果等。	黄色食物指五谷、豆类及其制品、蛋类和黄色的蔬果。
功效： 富含丰富的膳食纤维，能加速肠胃蠕动，可辅助治疗直肠癌。	**功效：** 含有番茄红素、胡萝卜素、铁、部分氨基酸等；还含有抗氧化剂，能调节免疫力，更好地对抗癌症。	**功效：** 富含维生素A、维生素D、膳食纤维等，能消除体内毒素和其他有害物质，保护胃肠黏膜，对食管癌、胃癌、肠癌等有辅助治疗作用。
代表食物： 空心菜、芹菜、西蓝花、黄瓜、菠菜、油菜、韭菜、芦笋、豌豆、绿豆、猕猴桃等。	**代表食物：** 胡萝卜、番茄、红枣、草莓、红薯、红豆、红苹果、樱桃、草莓、西瓜、枸杞子等。	**代表食物：** 玉米、小米、南瓜、香蕉、黄豆、柠檬、橙子、橘子、柚子、菠萝、香蕉、木瓜、枇杷等。

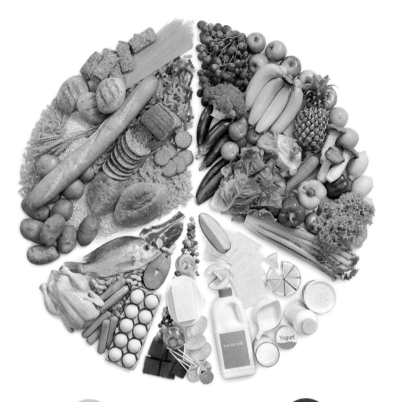

白色食物

白色食物指主食、杂粮，以及白色的蔬果等。

功效： 不仅能补肺益气、安神养心，还能促进血液循环和新陈代谢，能够为身体提供必要的营养物质，平衡身体的免疫力，有效抗击癌症。

代表食物： 白萝卜、冬瓜、竹笋、茭白、菜花、土豆、山药、银耳、豆腐、大米、糯米、莲子、面粉、梨、鸡肉、鱼肉、牛奶等。

黑色食物

黑色食物指黑色、紫色或深褐色的谷类、菌藻类等。

功效： 营养丰富，有补肾、防衰老、调节机体免疫功能的作用，适用于术后经历放、化疗，身体虚弱的癌症患者。

代表食物： 黑米、乌鸡、木耳、黑芝麻、黑豆、海带、牛蒡、紫菜、黑米等。

第二章 防癌抗癌日常饮食知识速查

对防癌抗癌有益的营养素

　　人体需要水、蛋白质、脂类、碳水化合物、维生素和矿物质 6 大营养素来维持生命活动。虽然一些维生素、矿物质需要的量较少，但研究发现，缺乏这些营养素可能会导致癌症的发生。

维生素 A

维生素 A 可以改变致癌物的代谢，促进癌细胞的老化，加速正常细胞组织的恢复。有研究发现，缺乏维生素 A 可能诱发上皮细胞癌变，增加胃肠癌、前列腺癌等的发生概率。
富含维生素 A 的食物：动物内脏、鸡肉、羊肉、牛肉、蛋黄等。

维生素 D

有研究发现，缺乏维生素 D 会提高乳腺癌的患病率和死亡率。
富含维生素 D 的食物：鱼肉、牛肉、猪肝、蛋黄等。
此外，经常晒太阳也能促进维生素 D 的合成。

维生素 B_2

缺乏维生素 B_2 会引起代谢异常，导致食管上皮增生，增加食管癌发生的概率。
富含维生素 B_2 的食物：动物肝脏、鸡肉、大豆、木耳等。

硒

硒具有保护细胞免遭氧化损伤的作用，同时对多种致癌途径有不同程度的抑制作用，有利于降低肺癌、前列腺癌、结肠癌、直肠癌的发生率。
富含硒的食物：海产品、坚果、全谷物、小麦胚芽、蛋黄等。

钙

有研究发现，摄入高钙者比低钙者得大肠癌的概率低，因为钙对癌细胞有一定的抑制作用。

富含钙的食物：奶类、豆类及其制品、鱼、虾皮等。

锌

有调查发现，食管癌患者血液和头发中锌的含量比正常人偏低。

富含锌的食物：海产品、牛肉、羊肉、坚果类、燕麦、玉米等。

镁

有研究证实，富含镁的食物能减少女性得结肠癌的概率。

富含镁的食物：燕麦、糙米、油麦菜、黄瓜、莲藕、菠菜、肉类、蛋类、乳类等。

营养补充剂，要不要补

有一些人由于生活节奏快、饮食不规律，完全靠营养素补充剂或者营养强化食品来补充营养。其实这是不对的。大部分营养补充剂不能替代食物，只能作为膳食营养补充品，以弥补营养不足。

食用营养补充剂应注意：

1. 优先从饮食中获取各种天然营养素。只有当膳食不能满足营养需要时，才可根据自身身体特点和营养需求，选择适当的营养补充剂。

2. 科学选购，合理食用。

3. 在营养师或医师的指导下食用。

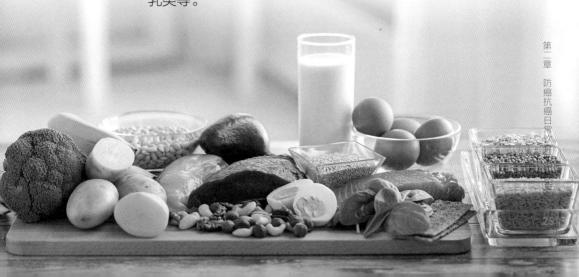

了解营养密度，吃得更健康

　　健康的饮食强调的是均衡，不要妖魔化任何一种食物，也没有任何一种食物能够满足人体所需的全部营养，科学的搭配能让食物之间取长补短。例如，有的食物有益健康的成分比较多（也就是营养密度比较高），可以预防某些疾病；有的食物不利于健康的成分比较多，经常食用可能引发某些疾病。因此，要尽量选择营养密度高的食物。

营养密度高，有益成分多

　　营养密度是指单位热量的食物所含某种营养素的浓度，也就是说一口咬下去，能获得更多有益成分的，就是营养密度高的食物；相反，一口咬下去，吃到较高热量、较多油脂的，就是营养密度低的食物。癌症患者、"三高"（即高血压、高血糖、高脂血症）患者、肥胖人群、老年人、儿童，尤其要注重选择营养密度高的食物。

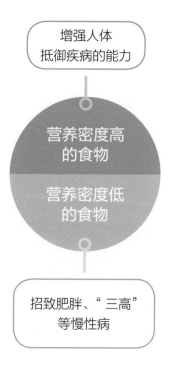

增强人体
抵御疾病的能力

营养密度高
的食物

营养密度低
的食物

招致肥胖、"三高"
等慢性病

- 新鲜蔬菜
- 新鲜水果
- 粗粮、杂豆、薯类
- 鱼虾类食物

- 瘦肉、禽肉
- 奶及奶制品
- 豆类及豆制品

- 高糖、高添加剂食物：方便面、起酥面包、蛋黄派、油条等
- 高盐食物：咸菜、腊肉、腐乳等

- 高脂肪食物：肥肉、猪皮、猪油、奶油、棕榈油、鱼子等，以及炸鸡翅、炸薯条等油炸食物
- 饮料：碳酸饮料、含糖饮料等

皮、子、胚芽是抗癌圣品

蔬果和五谷的皮、子和胚芽富含丰富的膳食纤维、维生素、植物化学物、矿物质等，可以为身体提供更多的营养，为抵抗癌细胞提供物质基础。

皮是大自然赐予的抗癌佳品

天然蔬果和五谷中的皮是大自然赐予的抗癌佳品，其植物化学物可以抗氧化，清除有害的自由基，对预防癌症有一定的疗效。

如葡萄皮中的白藜芦醇就是一种抗癌物质，能抑制组织细胞内癌基因的作用；葡萄子中的花青素，具有抗氧化的作用。所以建议大家把整粒葡萄用原汁机搅打，这样皮和子的营养就全吃到了，口感也还好。

粗粮胚芽抗癌效果佳

胚芽是粗粮中营养价值最高的部分，含有铁、钾、锌、硒等多种矿物质，以及氨基酸、膳食纤维、谷胱甘肽等抗氧化物。谷胱甘肽能在硒元素的作用下生成氧化酶，降低体内化学致癌物的毒性，以达到抗击癌症的效果。粗粮可以用豆浆机做成米糊，既能保留胚芽营养，还容易被身体消化吸收，调节身体免疫力，有利于更好地对抗癌症。

食物多样化，抗癌效果佳

许多癌症专家发现，单一植物性食物的抗氧化作用无法达到理想的防癌效果，所以建议癌症患者要保证饮食多元化，从而发挥各种食物的营养价值，更好地抗击癌症。

反季节蔬菜，能不能吃

所谓反季节蔬菜，多指冬天大棚里栽培出来的蔬菜。尽管与夏季大田蔬菜相比，冬季室温蔬菜的叶绿素、维生素C、钙、镁、钾等含量会略逊一筹，但总比只吃土豆、萝卜、白菜过冬，营养上要更丰富一些。与反季节蔬菜和平共处需要注意：

1. 无论哪个季节，多吃点蔬菜、水果，才是有益于健康的明智之举。

2. 优先选择本地生产的蔬菜、水果，不仅成熟度好，营养价值损失小，价格也合理。

看食品标签，挑选健康食品

学会看懂食品标签，不仅能让我们了解所购食品的质量特性、安全特性、食用或饮用方法等，还能帮助我们鉴别食品真伪，从而选购到安全放心的健康食品，预防"病从口入"。

看食品类别

一般来说，食品标签上会标明食品的类别，类别名称是国家许可的规范名称，能反映出食品的本质。把握住这一点，无论食品名字起得如何花哨，一看食品类别就能知道真相了。

例如，某饮料包装上标注的是"咖啡乳"，要确定其是饮料还是牛奶产品，可以查看食品标签。如果"食品类别"项注明"调味牛奶"或"调味乳"，则说明是在牛奶中加了咖啡和糖，属于奶制品。如果"食品类别"项注明"饮料"，则说明是水添加了糖、增稠剂、咖啡和少量牛奶制成的，不属于奶制品。

看配料表

配料表中原料的排序是按含量多少排列的，含量最多的原料排在第一位，而含量最少的原料排在最后一位。

例如，某黑芝麻糊的食品，从配料表中可以看到，黑芝麻排到了第二位，并且括号里标注添加量仅为25%，则说明添加剂的含量特别多。

看营养成分表

按我国食品标签相关法规，每一种产品都必须注明5个基本营养数据，即能量（热量）、蛋白质含量、脂肪含量、碳水化合物含量及钠含量，以及这些含量占一日营养供应参考值（NRV）的比例。

对需要控制体重的人群来说，在购买食品时，要注意查看其含有的能量和脂肪；对需要控制钠的人群来说，则要格外关注钠的含量。

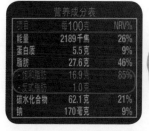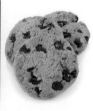

这是某曲奇饼干的营养成分表，能量高，脂肪高，饱和脂肪含量高。

在看营养成分表的时候，一定要仔细看营养成分表是按每 100 毫升的量来计算的，还是按一份或自己随便定的量（如 240 毫升）来计算的。例如，以下两种薯片的营养成分表，是分别按每 100 克和每 40 克来计算的。

营养成分表

项　　目	每 100g	营养素参考值 %
能　量	2063kJ	25%
蛋白质	4.6g	8%
脂　肪	21.0g	35%
碳水化合物	71.0g	24%
钠	750mg	38%

营养成分表

项　　目	每份 (40g)	营养素参考值 %
能　量	720kJ	9%
蛋白质	3.7g	6%
脂　肪	6.6g	11%
碳水化合物	24.3g	8%
钠	40mg	2%

看生产日期和保质期

生产日期是食品成为最终产品的日期。保质期是指食品的最佳食用期，通过生产日期和保质期可以识别食品的新鲜程度。保存期是指推荐的最终食用期，超过此期限，食品就不能再食用了。

食品的保质期与保存期都是自生产成品之日起计算。在保质期内，建议选择距离生产日期最近的食品，因为就算没有过期，食品存放的时间越久，其营养成分就会越低。另外，购买打折促销商品的时候，要格外关注保质期，然后再决定是否购买。

看认证标志

很多食品的包装上都有各种质量认证标志，如 QS 标志、绿色食品标志、有机食品标志、无公害农产品标志、农产品地理标志等，这些标志代表着食品的安全品质或管理质量。

QS 标志——食品质量安全市场准入标志。表示符合食品质量安全的最基本要求。

绿色食品标志。表示无污染的安全、优质、营养类食品。

有机食品标志。代表着对食品安全的最高要求。

无公害农产品标志。表示生产过程符合规定的农产品质量标准和规范，有毒有害物质残留量控制在安全质量允许范围内。

农产品地理标志。是针对一些地区的知名特产而登记、颁发的特有农产品标志。

低油，控数量、提质量

🔍 记住量，吃油才有谱

烹调用油可以为人体提供能量，促进脂溶性维生素，如维生素 A、维生素 D、维生素 E 等的吸收，但是摄入过多，血管容易被淤积的油脂等堵住，引起血脂异常、动脉粥样硬化等心血管疾病，还与糖尿病、肥胖、乳腺癌、前列腺癌、不孕和冠心病等疾病密切相关。《中国居民膳食指南（2016）》建议每人每天摄入食用油 25 ~ 30 克，这个量具体是多少呢？

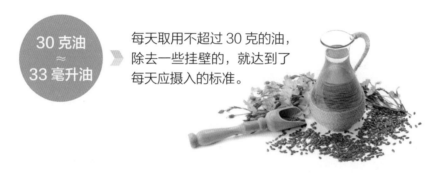

30 克油 ≈ 33 毫升油

每天取用不超过 30 克的油，除去一些挂壁的，就达到了每天应摄入的标准。

让食用油真正为健康所用，就需要在烹饪方式上花一些心思，同时要养成健康的吃油习惯。

🔍 变换油的种类，均衡摄入多种脂肪酸

各种食用油的脂肪酸构成比例不同，如大豆油亚油酸含量高，油酸含量低；玉米油亚油酸、油酸含量都比较丰富，但是亚麻酸含量低。如果一个家庭长期只吃玉米油，就可能会出现亚麻酸摄入不足，可能会影响人体的免疫系统，所以应该经常变换食用油的种类以达到均衡摄入脂肪酸的效果。

交替使用不同种类的油

可以一次买三种小包装的油如花生油、玉米油、橄榄油，三餐内或一周内轮换食用。一批用完以后下一批再调换其他种类食用，如葵花籽油、大豆油、山茶油。

刘金英：防癌抗癌怎么吃速查

食用调和油

超市里卖的调和油是按照比例调和好的，方便直接食用，但是要注意看配料表中主食材的比例。

🔍 坚持用有刻度的油壶，养成低油习惯

掌握全家人一天的用油量，最好的方法是用有刻度的油壶。按照一家三口人（成年人）每人每天30克的标准，三口之家一天食用油的摄入量应该是90克，一周就是630克。把630克油放入油壶中坚持食用一周，中途不能添加。如果这一周家里来客人，可在那一天酌情添加用油量。

> **选用不粘锅，从基础减少用油**
>
> 准备一个不粘锅炒菜。有的时候炒肉菜，油放得少很容易粘锅，但是不粘锅的最大特点是锅的不粘涂层不爱吸油，所以放很少的油也不会粘锅，而且很少产生油烟。因此，从炒菜的起点就减少了用油量。

🔍 善用调味品，增加肉香、减少用油

烹饪肉菜时，加油会让肉的口感更滑嫩、香味更浓郁，但是肉本身脂肪就比较多，翻炒时会煸出一些油，再用食用油很容易就超量了，可以使用调味品来增加肉的香味。

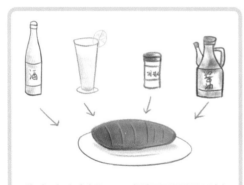

先在肉上划几刀，根据需要调配料汁（酒、柠檬汁、胡椒、酱油），浸在肉上，再做个"按摩"。这种加工方法特别适合脂肪含量低的鸡胸肉，会让肉的口感更滑嫩。

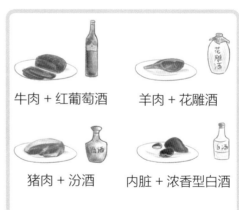

牛肉 + 红葡萄酒　　　羊肉 + 花雕酒

猪肉 + 汾酒　　　内脏 + 浓香型白酒

用酒调味肉菜可以帮助油脂溶解，除去肉的腥味，使肉香而不腻。

低盐，帮助远离癌症

《中国居民平衡膳食宝塔（2016）》中建议每人每天摄盐量不超过6克。因为吃盐过多会增加致癌物在胃里的活性，加速癌症的发病速度，尤其会增加胃癌的发病率。所以，预防癌症要限制盐的摄入，每天严格限制在6克以下。

🔍 从"重"到"轻"阶梯式减盐

低盐饮食习惯并不是一日养成的，不要突然停止食盐的摄入，否则会破坏体内水分平衡，引起脱水，增加血液的黏度。尤其对于年龄大的人来说，由于其自身水分调节能力的降低，血流量会降低得更多，因而易引发脑梗死。因此，盐的摄入量可分阶段逐渐递减，假如最初盐的摄入量为10克，可逐渐递减为8克、6克、5克、4克，这样有助于降低血压。

使用小盐勺，改善口味重的习惯。家庭烹调食物要用专用的"盐勺"，1勺盐大致是2克。每人每天3勺，每人每餐1勺即可。长期坚持使用专用"盐勺"，是可以把口味变淡的，但是这需要时间，慢慢形成习惯。

后放盐。烹饪时，不要先放盐，要在起锅前将盐撒在食物上。这样盐附着在食物的表面，能使人感觉到明显的咸味，又不至于盐过量。

用酸味代替咸味。刚开始低盐饮食时，如果觉得口味太淡，在饮食中用醋、柠檬汁、番茄酱等调味，既可以减盐，又可以让味道更好。例如，吃煎蛋的时候少放点盐，加点柠檬汁就很美味。

用咸味重的食物代替盐。酱油里也隐藏着盐分，在使用的时候要注意用量，并相应减少食盐的用量。同理，烹饪中可以选择加入豆瓣酱、酱油来实现咸味的口感。这也是减少食盐摄入的一个好办法。

用味道重的调料来调味。在烹饪菜肴的时候，还可以充分利用孜然、胡椒粉等调味料来代替盐，或者适当加入蒜、葱、洋葱等口感较重的食物提味，这样可以提高口感。

吃干货少喝汤。汤汁中的食盐含量较多，在食用汤类或炖煮的食物时，最好将底汤剩下只吃食材，这样能减少很多盐分的摄入。吃米饭时少浇汤汁，少吃咸菜、鱼罐头等佐餐调味料，可以搭配蔬菜等，以丰富米饭的口味。

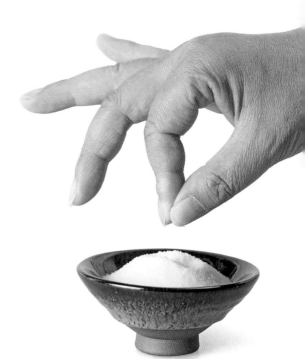

⊙ 警惕隐形盐

根据钠和盐的换算关系（1 克钠 =2.5 克盐，1 克盐 =0.4 克钠）可以看出，除了食盐以外，高钠食物中也潜藏着高盐，如酱菜、咸菜、番茄酱、酱油、熟食制品等，过量食用这些食物就等同于食用了大量的盐，同样也会导致盐超标。这些食物中的食盐被称为"隐形盐"。

常见高钠食物一览表

食物名称	钠（克 /100 克）	食物名称	钠（克 /100 克）
酱油	5.757	方便面	0.4～0.8
豆瓣酱	6.012	饼干（夹心）	0.303
甜面酱	2.097	饼干（咸）	0.697
腐乳（红）	3.091	海苔	1.599
榨菜	4.253	薯片	0.508
鸡精	8.160	麦片	0.318

注：以上内容来源于《中国食物成分表》（第 2 版）。

肿瘤患者更容易发生营养不良

在治疗肿瘤的过程中，患者的身体将以惊人的状态工作——杀灭癌细胞并且修复和替代因各项治疗而受损的健康细胞。这些工作给身体带来巨大的压力，因而身体需要比平时摄入更多的营养物质来维持各项功能。

但肿瘤治疗过程中也会产生一些不良反应。所有治疗，包括手术治疗、化疗和放疗都会影响患者的营养状况。因为这些治疗会干扰身体消化吸收或正常代谢食物营养成分的能力。如果身体没有获得必需的营养物质，就容易发生营养不良。

- 营养代谢损伤，消化和吸收能力下降
- 脂肪丢失、肌蛋白过度分解
- 患者营养成分摄取不足、质量不高等
- 医护人员无法给患者提供个体化的教育指导
- 心理、社会因素导致食欲下降

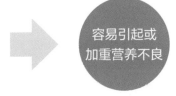 容易引起或加重营养不良

有 30%～80% 的肿瘤患者会出现体重下降及营养不良，这取决于肿瘤生长的位置、分期及治疗方法。

在化疗前每 2 例肿瘤患者就有 1 例出现营养不良！
- 营养不良和体重下降可能演变成恶病质！
- 每 3 例肿瘤患者就有 1 例死于恶病质！

注：肿瘤患者骨骼肌肉量进行性下降并严重到一定程度将导致恶病质，其临床表现为患者极度消瘦、贫血、无力、完全卧床、全身衰竭等综合征，还会伴有炎症。康复期营养不良或伴有其他基础疾病的患者有发生继发性恶病质的风险。恶病质不能通过常规的营养治疗逆转，患者一旦发生恶病质预示着极差的预后，进展到恶病质难治期的患者预测生存期一般不超过 3 个月。

如何自我判断
是否存在营养不良？

体重	体重降低或消瘦	☐
进食情况	食量减少	☐
	只能吃流质食物	☐
症状	咀嚼或吞咽食物困难	☐
	食欲减退（厌食）	☐
	早饱（比以前更快地产生饱腹感）	☐
	咽干口燥	☐
	恶心、呕吐、腹泻	☐
	咽喉疼痛或口腔溃疡	☐
	味觉或嗅觉改变	☐
	烧心	☐
活动和身体功能	疲倦（无力或乏力）	☐
	卧床不起	☐

抗癌治疗获得营养支持的好处

营养充足不仅能增强身体的整体健康状况并支持今后的治疗，还能提高治疗疗效，增强身体对抗不良反应的能力。

- 感觉更好
- 维持体力、能量，平衡免疫功能
- 维持瘦体组织，有利于身体内的营养物质储存
- 更能耐受治疗带来的不良反应
- 降低感染风险
- 促进伤口愈合，使身体恢复得更快
- 提高生活质量，激发整体的生活兴趣

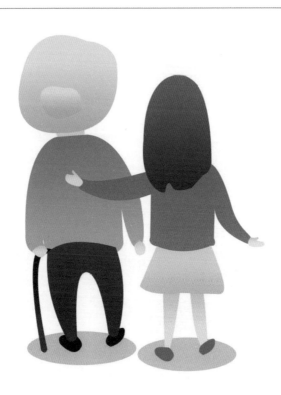

防癌抗癌
常见营养误区速查

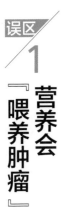

误区 1 营养会『喂养肿瘤』

关于营养会"喂养肿瘤"的说法目前并没有相关证据可以证实。相反，如果减少或者停止营养支持，肿瘤细胞就会疯狂掠夺正常组织细胞的营养，使患者营养不良和组织受损情况加剧，降低免疫力和生活质量，甚至加速死亡。而合理的营养支持能够改善患者的营养状况，增强体质，提高治疗中的耐受度，增加治疗效果。

患者需要注意的是糖（这里的糖指加工后的精制糖）对肿瘤的影响。饮食中少量添加糖是可以的，一旦糖的摄入量过多就可能加速肿瘤细胞的生长。而且体内糖分过多会导致血糖和胰岛素水平升高，对有胰岛素抵抗的人来说，患直肠癌或其他癌症的风险会增加。

肿瘤患者在治疗阶段可能会出现食欲下降、厌食等症状，这时很多患者会选择高碳水化合物的饮食，如白米粥、藕粉等。从增加能量的角度考虑，阶段性地适当多进食这类食物是可以的，但患者还是要注重增加食物的多样性和进食高蛋白食物。

扫一扫，听音频

误区 2 不吃饭会饿死肿瘤细胞

有患者认为不吃饭就不会给肿瘤提供营养，肿瘤就会被饿死。这种观点是没有科学依据的。人体的正常细胞和肿瘤细胞都离不开营养，一旦营养不足，肿瘤细胞就会抢夺正常细胞的营养，消耗机体的储备营养，从而使患者出现体重下降、营养不良等症状，甚至是恶液质。所以不吃饭不仅不会饿死肿瘤细胞，还会增加患者出现营养不良的风险，降低身体免疫力，加速病情恶化。另外，有人提到"生酮饮食"。这种疗法也被称为饥饿疗法，对于治疗儿童难治性癫痫效果不错，但还没有证据证明能够广泛用于肿瘤患者。

很多人认为汤的营养价值比肉要高，所以经常出现患者喝汤、家属吃肉的现象。根据科学测试，汤的主要成分是脂肪、嘌呤、维生素和无机盐，其营养只有原料的 5%~10%，大部分营养，特别是蛋白质，都在肉里。因此，对于肿瘤患者来说，只喝汤不吃肉不但不能补充营养，还可能会导致能量缺乏，从而引起营养不良。

当然，对于某些疾病限制只能进食流质食物的患者是可以适当喝汤的。但是汤的能量低，不适合长期食用。若出现能量和蛋白质摄入量不足的情况，要及时咨询医师。

很多患者在确诊癌症后，会大量食用某种抗氧化并含有植物化学物的食物，如大豆、番茄、胡萝卜、菜花、猕猴桃等。这些食物含有防癌抗癌的成分，如维生素 C、膳食纤维、大豆异黄酮、胡萝卜素、番茄红素等。但实际上，造成癌症的原因是多方面的，基因、食物、环境、心理等都可能导致癌症的发生，不能通过单一食物来对抗癌症，因为不同的食物含有不同的营养素。所以，食物要多样化，才能达到平衡的膳食，满足机体对营养的需求，起到防病抗病的作用。

另外，要避免不健康的饮食和生活方式。含糖饮料、烧烤、油炸食品等要少吃或者不吃；尽量减少在外就餐、久坐等生活方式；同时注意运动，增加植物性食物的摄入。这才是抗癌的健康选择。单一食用某种抗癌食物会造成营养失衡，反而不利于防癌抗癌。

扫一扫，听音频

误区 5

极端忌口

癌症患者如果正在服用中药，要遵医嘱忌口，其他情况一般不宜过度忌口，以免造成营养失衡。癌症患者可以根据病情合理饮食。

如果患者刚刚接受了手术治疗，要选择易消化的稀米汤等流质食物开始进食，一般按照由少到多，由稀到稠，由单一到多种，由流食到半流食再到软食的原则过渡。如果患者接受了放疗，要少吃燥热食物，如狗肉、羊肉等；如果患者接受化疗，容易出现白细胞减少，这时要注意食品卫生，不宜食用生食，如蔬菜沙拉、生鱼片、泡菜等。为了保证营养均衡，更好地恢复身体，患者不应极端忌口。具体饮食情况可根据医生指导进行。

误区 6

水果的营养比蔬菜好

市场上水果的价格普遍高于蔬菜，于是很多人认为水果比蔬菜的营养价值高。实际上，水果和蔬菜的营养价值是没办法比较的。蔬菜中，尤其深绿色蔬菜，维生素、矿物质和膳食纤维的含量普遍高于水果，且蔬菜中的含糖量低于水果，不容易导致糖分摄入过多。另外，蔬菜的膳食纤维含量较高，可以帮助调理痔疮、便秘、肠癌等疾病。水果中的碳水化合物含量比较高，且具有独特的香味，食用方便，这些是蔬菜所不能及的。

古代养生理论曾提到"五菜为充，五果为助"，可见祖辈已经得知蔬菜和水果不能相互取代。《中国居民膳食指南（2016）》中指出，正常成年人每天应吃300～500克蔬菜类，200～350克水果类。因此，患者要注意营养搭配，合理选择水果和蔬菜。

误区 7

食疗优于药疗

目前防治肿瘤并没有特殊手段，手术治疗、放疗、化疗、免疫营养治疗是肿瘤防治的重要内容。实际上，很多食物有一定的辅助抗癌功效，但并没有可靠的医学研究来证实特殊菜谱、食物、矿物质、维生素、草药、复方产品等可以延缓肿瘤发展、治愈肿瘤或者防止肿瘤复发。

食疗不能等同于抗癌治疗。食物的主要作用是为机体提供各种营养物质，提高免疫力，而有些维生素、补剂会降低肿瘤治疗效果。所以，如果想尝试"食疗偏方"，一定要咨询医生，确定其是否具有抗肿瘤的作用，至少不能影响治疗成效。

误区 8

肿瘤患者不能吃发物

生病治疗期间，医生经常会嘱患者不要吃"发物"。其实"发物"是中医"忌口"的代名词。忌口在民间广泛流传，老百姓有句话说"吃药不忌嘴，医生跑断腿"。医生会根据不同的疾病、服药情况给出不同的"发物"名单。虾、牛羊肉、鸡蛋、牛奶、葱、姜、蒜等经常会出现在"发物"名单上。

现代医学注重的是食物的营养素和能量，肿瘤患者是否能吃"发物"，需要根据患者的营养情况和自身差异来定。需要注意的是，很多肿瘤患者会出现营养不良，这类患者要从饮食中增加能量和蛋白质的摄入，而高蛋白的食物往往包括肉、蛋、奶等。伴有营养不良的肿瘤患者，建议每周摄入不低于 350 克的红肉，平均每天至少要吃 50 克。如果患者对"发物"蛋白质过敏，那么就要避免这些食物。

扫一扫，听音频

第三章 防癌抗癌常见营养误区速查

误区 9 酸性环境会促进肿瘤细胞生长

很多人听过酸碱体质的说法，这是没有科学依据的。人体正常的血液 pH 值在 7.35～7.45 的恒定范围内。人体数以万计的生化反应都需要在精准的酸碱度范围内才能进行，所以人体有精准的系统来调节、维持酸碱度范围。人体胃液的强酸环境及小肠的强碱环境是为了帮助消化、吸收，由机体自身控制，不因喝水和进食产生大的波动。

肿瘤细胞有其自身的代谢特征，例如释放乳酸增加，这可能会使肿瘤细胞的微环境偏酸性，但这并不是酸性环境导致肿瘤细胞生长，而是肿瘤细胞生长导致了酸性环境。即便是水和食物本身的酸碱度差异大，也不会改变肿瘤细胞周围的微环境。所以，关于酸性环境会促进肿瘤细胞生长的说法是不成立的。

误区 10 吃素能防癌

人体需要的营养物质无法只从素食中得到满足，如维生素 B_{12}，这种营养素在肉、蛋、奶中含量丰富，也是人体必需的，但无法从纯素食中获取。虽然有证据表明以植物性食物为主、动物性食物为辅的饮食结构有利于预防心脑血管疾病等慢性病，但没有充足的证据表明这种饮食结构可以有效防癌。

另外，肿瘤患者要面对手术治疗、放疗、化疗等治疗方法，需要增加能量和蛋白质，这种情况下，素食不仅无法满足患者的营养需求，反而会导致营养不良，使身体免疫力下降，从而降低治疗的耐受性，影响生活质量。所以肿瘤患者摄入肉、蛋、奶等蛋白质含量丰富的食物是很有必要的。只有做到饮食合理、营养均衡，才能有益于身体健康，切不可听信"吃素能防癌"等谣言。

扫一扫，听音频

刘金英：防癌抗癌怎么吃速查

42

扫一扫，听音频

糖能够给人体提供能量。但研究发现，糖是肿瘤细胞最喜欢的食物，肿瘤细胞利用葡萄糖满足其生长的需求。那么肿瘤患者能不能吃糖呢?

谷物是复合糖，是人体能量的来源。据研究，复杂碳水化合物没有直接增加患癌的风险。大米、土豆、杂豆等食物中所含的糖属于多糖，人体吸收较慢，血糖不会快速升高，胰岛素分泌较少，肿瘤细胞不会快速吸收。这里要指出的是，五谷杂粮中含有膳食纤维，是肠道有益菌的食物，所以通过不吃主食来减少肿瘤细胞的营养供给是不合理的。

一些精制糖，如白砂糖、蜂蜜、红糖等进入人体后，会很快进入血液，导致血糖升高，同时也会很快被肿瘤细胞吸收，因此建议肿瘤患者要限制糖的摄入量，少吃精制糖。

误区

12

水果含果糖，
肿瘤患者不能吃

研究显示，果糖会代替葡萄糖为肿瘤细胞提供能源，而且果糖在肿瘤细胞中的利用率比在正常细胞中的要高。但肿瘤患者不能因此而拒绝水果，因为肿瘤细胞不仅会消耗糖，还会大量消耗其他营养物质，如氨基酸、微量营养素、脂肪等，如果人体总能量和营养素不能及时补充，则会导致营养不均衡，甚至引起营养不良等症状。

水果中的果糖含量一般为 10%～20%，相对较低，而且水果中的维生素、膳食纤维等含量丰富。研究显示，如果水果长期摄入不足会增加肿瘤的发病风险。根据《恶性肿瘤患者膳食指导》，肿瘤患者每天应摄入 200～300 克的水果。

误区 13 乳腺癌患者不能吃豆制品

乳腺癌是多发于女性的一种恶性肿瘤，不同国家和地区的发病率有所不同，整体呈上升趋势。研究发现，豆制品食用量较高的亚洲国家乳腺癌的发病率比欧美等发达国家要低。这与大豆中的活性物质大豆异黄酮有关。大豆异黄酮可以和雌激素受体选择性结合，当人体内雌激素降低时，它能发挥补充雌激素的作用；当人体内雌激素增加时，它可以与雌激素受体结合，从而抑制雌激素过量。所以合理食用大豆及豆制品不仅不会妨碍乳腺癌患者的治疗和恢复，还会降低乳腺癌的发病风险。

此外，与肉类蛋白相比，大豆在保护心血管、降血压、抗氧化方面有一定优势。《中国居民膳食指南（2016）》中指出，一般人群每日需摄入大豆 25 ~ 35 克或相当量的豆制品。

扫一扫，听音频

误区 14 有机食物比普通食物更健康

随着经济水平的提高，人们对食物的要求也越来越高，有机食物随之进入了大众视线。那么什么是有机食物呢？

有机食物是按照国家《有机产品》的标准进行生产、加工的食物。这种食物没有经过基因改造，未曾使用农药、化肥、饲料添加剂等物质，且在水质、空气等达到一定要求的环境中种植、生长。与普通食物相比，有机食物的生产过程会更安全，但在营养成分上，与普通食品并没有明显区别。有些食品虽然标注了"有机"，如有机蔬菜、有机粮食等，但其脂肪、热量、糖含量和普通食品并没有差别。所以我们在选择食品的时候不应该将关注点放在"有机"上，而应该更多地放在食品的新鲜、健康上。

扫一扫，听音频

营养补充剂作为日常膳食的辅助手段，可帮助人体补充氨基酸、矿物质、维生素等，但并没有证据证实它有防癌的作用。《中国居民膳食指南（2016）》中指出，为达到饮食多样化，建议平均每天食用12种以上、每周食用25种以上的食物，且食物配比要均衡，这样才能满足人体所需的能量和营养。如果营养和能量可以满足人体需求，则不需要服用营养补充剂。

对有消化吸收障碍、营养不良等症状的特殊人群，或者处于生长关键期的青少年、孕妇等，则需要根据实际情况决定是否需要服用营养补充剂。

想要预防肿瘤，一定要注重营养全面、均衡，适当锻炼，保持愉悦的心情，盲目服用营养补充剂可能会适得其反。

轻断食是近几年流行的一种减肥方法，随着轻断食的兴起，关于轻断食的研究也越来越多。一些研究表明，轻断食不仅可以减肥，还有抗衰老、控制血糖、提高免疫力、防癌等作用。还有研究表明，肿瘤患者化疗前的72小时内禁食，可以降低化疗的不良反应，这或许与禁食可以促进肝细胞再生相关。另外，研究表明，二甲双胍＋轻断食能够抑制肿瘤细胞生长。

从以上论述可以看出，轻断食确实能够为肿瘤患者带来一些益处，但目前对轻断食的研究还存在争议，国内外也都没有关于肿瘤患者轻断食流程的相应规范。轻断食或许有益，但也存在风险，如造成或加重患者的营养不良、降低患者免疫力、不利于伤口愈合、加大感染风险等。因此患者不宜自行进行轻断食。

肿瘤患者体重下降正常

肿瘤患者由于饮食减少、能量消耗增加等因素很可能出现体重下降、身体消瘦的症状。但不同的肿瘤类型体重下降的发生率也不同，如乳腺癌、淋巴癌、白血病患者体重下降的发生率相对低些，胃癌、胰腺癌患者体重下降的发生率较高。而且体重下降的程度会随着病情的加深而加重，有可能出现被称为恶病质的极度消瘦的情况，一旦出现这种情况，患者的生存时间往往较短。

如果肿瘤患者出现体重下降，则要及时干预，否则会降低机体的耐受能力，影响肿瘤的治疗效果，所以保持标准体重很重要。可以在膳食营养、运动、营养补充、用药等方面来帮助患者保持体重。明确诊断后需尽快进行营养风险筛查与评估，对有营养风险或营养不良的患者进行营养支持。

肿瘤患者不能吃红肉

红肉是指烹饪前肉质为红色的肉，如猪肉、牛肉、羊肉等畜类的肉，这类肉常含有较高的脂肪、铁。有证据提示，进食过多的红肉会增加患肿瘤的风险，这或许与红肉中的血红素铁相关，它能够刺激自由基生成，导致氧化损伤，所以不建议肿瘤患者食用过量红肉。但不过量食用并不等于不摄入。每周进食红肉不多于 500 克。很多肿瘤患者存在营养不良状况，而足够的热量与蛋白质可以帮助患者维持体重，促进细胞修复，有利于对抗肿瘤。均衡饮食可以让患者补充各种营养，增强抵抗力，而且红肉富含蛋白质、铁、锌等营养物质，是改善缺铁性贫血的理想选择。这里需要注意的是，尽量吃新鲜的红肉，腌肉、熏肉等加工过的肉最好不要吃。

扫一扫，听音频

鸡肉有激素，乳腺癌患者不能吃

扫一扫，听音频

海鲜或两只脚的家禽肉有毒，不能吃

乳腺癌是常见的恶性肿瘤之一。患者在治疗的同时，饮食方面也要重视起来。很多人说乳腺癌患者不能吃鸡肉，因为鸡肉中含有激素。其实正规的肉食鸡养殖场不会给鸡添加激素，乳腺癌患者是可以食用的。且鸡肉属于白肉，脂肪含量低，蛋白质含量高，非常符合肿瘤患者高蛋白饮食的需求。鸡肉不仅有利于患者饮食均衡，还可以促进伤口愈合，提高身体的抗病能力。

鸡肉可以采取清蒸、炖汤、清炒等烹饪方式，但肿瘤患者不宜吃炸鸡、烤鸡等食物，炸、烤的食物不仅脂肪含量高，还含有较多的有害物，甚至会致癌。

有人认为海鲜、两只脚的家禽（鸭肉等）等有毒，不能吃，这是不科学的。对于肿瘤患者而言，蛋白质的来源主要有禽类、鱼类、豆制品、奶等食物。而鸭肉、海鲜等食物含有大量的蛋白质，且脂肪含量低，是优质蛋白质的重要来源，对肿瘤患者提高机体免疫力、维持细胞组织结构至关重要。另外，海鲜和禽类的肌肉纤维较细软，更易于消化和吸收。所以肿瘤患者可以吃这些肉。但是无论是海鲜还是家禽都需要注意食物的新鲜度，尤其是海鲜类。不新鲜的食物容易引起皮肤过敏或食物中毒。

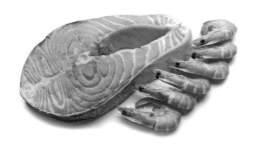

误区 / 21
治疗期间，最好能补充点维生素和保健品

肿瘤细胞是快速增殖的细胞，经常与正常细胞争夺养分，即使患者出现营养不良，肿瘤细胞也不会减慢生长速度，所以患者机体处于高分解、高代谢的状态。且肿瘤的治疗也会对患者的营养状况造成一定的影响。手术前的长时间禁食和术后饮食减少都会让患者的营养状况下降。放疗的目的虽然是杀伤肿瘤细胞，但不可避免地会损伤正常细胞，使患者出现吞咽困难、放射性黏膜炎、口腔感染等病症，影响患者进食。而化疗也会干扰正常细胞，影响细胞代谢，它的不良反应如恶心、呕吐、消化道黏膜损伤、厌食等同样会影响患者进食，增加营养不良发生的风险。所以在治疗期间一定要注意患者的营养问题。但这并不代表所有的患者都需要补充维生素和保健品，这些是否需要补充一定要听从医生建议。研究发现，化疗期间补充抗氧化维生素能增加肿瘤患者复发和死亡的风险。

误区 / 22
蛋白粉能让肿瘤细胞长得更快

扫一扫，听音频

"蛋白粉能让肿瘤细胞长得更快"，这一说法是错误的。恶性肿瘤是一种消耗性疾病，营养是治疗中的重要部分。肿瘤生长会使机体蛋白质分解，导致蛋白质缺乏，蛋白粉是临床上常用的肠内营养剂，可以为肿瘤患者提供需要的蛋白质，是临床上常用的肠内营养剂。蛋白粉可以帮助患者改善营养状况，提高身体免疫力，提高生活质量，有利于治疗后的身体恢复。相反，如果患者的饮食营养不合理，则会出现体重下降、营养不良，甚至出现肿瘤恶液质，缩短患者生命。所以对肿瘤患者来说，机体如果缺乏蛋白质，普通食物中优质蛋白质摄入不足，在医生或营养师的指导下合理补充蛋白粉是有利的。

新鲜蔬菜含有丰富的膳食纤维、维生素、矿物质、植物化学物等，具有很多抗氧化营养素，是饮食营养中的重要部分。《中国居民膳食指南（2016）》建议成年人每天摄入 300～500 克蔬菜，而且深绿色蔬菜最好占多数。

蔬菜的食用方式各有利弊，生吃、熟吃都可以。蔬菜中富含维生素和叶酸，生吃可以最大程度地减少这些营养物质的流失。蔬菜熟吃虽然会降低维生素 C 和叶酸的含量，但膳食纤维和其他营养素，如钙、铁、胡萝卜素等损失很低。而且蔬菜熟吃口感比较细腻，对有肠胃或者咀嚼功能障碍的患者来说容易接受。对于脂溶性植物化学物含量高的蔬菜，熟吃可以让这些物质释放更多。熟吃还可以减小蔬菜的体积，有利于患者摄入足量的蔬菜营养。

此外，熟吃可以杀死细菌。所以蔬菜生吃还是熟吃要考虑不同的人群和不同的营养需求。当然有些蔬菜更适合生吃，如黄瓜、生菜等；有些蔬菜更适合熟吃，如西蓝花、豆角、藕等；还有些蔬菜，生吃熟吃都可以，如番茄、胡萝卜、洋葱等。

鱼肉中含有汞等有害物质，肿瘤患者应少吃

扫一扫，听音频

鱼肉中含有丰富的优质蛋白质，以及不饱和脂肪酸和钙、铁、磷等矿物质，对人体非常有益，而且鱼肉口感细嫩，容易被人体消化吸收，是人们喜爱的食物之一。

随着经济的发展，人们排放废水、废渣等有害物质，致使水污染越来越严重。作为食物链顶端的人类，也处在污染物的风险中。汞、多氯联苯等环境污染物进入水生食物中，而人类食用被污染的水生食物后会对健康造成威胁。在对珠江河网淡水鱼、虾和河蚬的重金属污染特性及安全性评价研究中发现，鱼和虾的重金属残留在安全值以内，河蚬中的砷、镉残留略有超标；不同的水产污染程度也不同，其污染程度由大到小依次为贝类、虾类、鱼类。

研究表明，淡水鱼的重金属浓度低于海水鱼，草食性和杂食性鱼的重金属浓度低于肉食性鱼类。因此，建议肿瘤患者选择食物链低端的鱼；在烹饪方式上，尽量选择蒸、煮等健康方式。

另外，有人喜欢吃野生鱼，但是因为野生环境污染的不确定性，野生鱼可能含有想不到的毒素，所以不建议食用野生鱼。

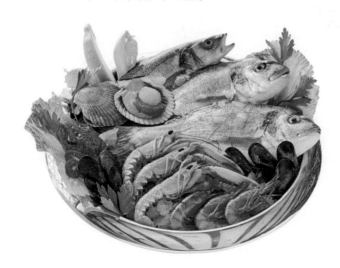

肿瘤患者要多吃燕窝、蝉蛹来补营养

燕窝是部分雨燕及部分金丝燕分泌出的唾液混合其他物质筑成的巢穴，因为形状与陆地上的燕子巢穴相似，所以被称为"燕窝"。燕窝虽被视为传统名贵食品，但它的营养价值却非常有限。100 克干燕窝中的蛋白质含量为 49 克，水分为 10 克，碳水化合物为 3 克，以及少量的钙、铁元素。而且燕窝中的蛋白质只含有 1 种人体必需的氨基酸，不属于优质蛋白质，肿瘤患者可以吃，但不要迷信。

蝉蛹体内含有丰富的营养物质，其中 68.83% 为蛋白质，9.15% 为脂肪，17 种氨基酸，9 种矿物质元素，且大部分脂肪酸为不饱和脂肪酸，属于高蛋白、低脂肪食物。但它的蛋白质氨基酸比例与人体相差较大，不属于优质蛋白，其利用率不如牛奶、鸡蛋中的蛋白质利用率高。

因此，不要过于迷信燕窝、蝉蛹等食物。

加热后的酸奶不能喝

为了保持乳酸菌活性，酸奶通常会冷藏保存，所以很多人喝凉酸奶。那么酸奶可以加热吗？实验表明，在室温中放置 24 小时的酸奶与刚从冰箱中拿出的酸奶菌数差异较小。也就是说酸奶在室温中存放几小时，不会对身体造成影响。而且酸奶中的保加利亚乳杆菌、嗜热链球菌喜欢在 40~42℃ 的温度下繁殖发酵。因此，酸奶是可以加热的，加热后的蛋白质、维生素、钙等含量和质量不会产生大的变化，肿瘤患者食用后同样可以受益。但要注意的是，酸奶加热的时间不宜过长，温度不宜过高，否则菌数会出现明显下降。

扫一扫，听音频

很多肿瘤患者在经历手术治疗或者放疗、化疗后会出现口干、吞咽困难、口腔炎等不良反应，这时饮食要营养丰富、清淡，而辛辣食物会刺激胃肠道黏膜，容易引发腹泻等症状，于是很多人认为肿瘤患者不能食用辛辣食物。其实肿瘤患者是否能吃辛辣食物，需要根据具体情况而定。胃癌、肠癌、乳腺癌、宫颈癌、肝癌、肺癌等患者，要禁食刺激性食品，如辣椒、韭菜、胡椒、桂皮等。但有些辛辣食物，如葱、姜、蒜含有有机硫化物等抗癌成分，肿瘤患者不必全部禁食。在肿瘤患者出现食欲下降、营养不良，但胃肠黏膜没有损伤的情况下，适当吃一些辛辣食物可以增加食欲，帮助患者摄入更多营养。因此，肿瘤患者不必过分忌口，能否吃辛辣食物可咨询专业医师，以免影响营养的摄入。

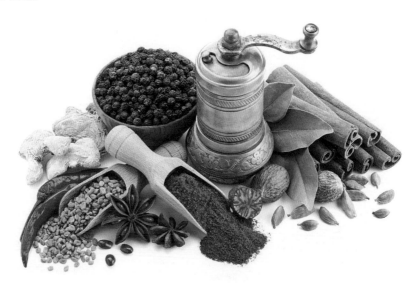

43 种特效抗癌
食材速查

谷薯类

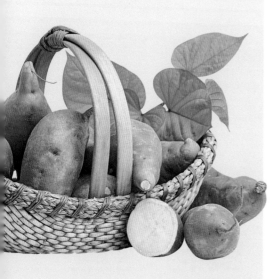

红薯 [膳食纤维可减少致癌物的堆积]

性味 性平，味甘。

归经 归脾、胃、大肠经。

防癌抗癌营养素 膳食纤维、胡萝卜素、脱氢表雄酮。

推荐用量 50克／天。

适宜人群 乳腺癌、结肠癌等癌症患者。

优选技巧 红心的比较甜，白心的比较面，可根据个人喜好进行选择。

防癌抗癌健康吃法

1.红薯皮中含有抗氧化的多酚和维生素C，因此推荐带皮一起吃。但红薯皮不易消化，消化不良者可去皮再吃。

2.红薯与土豆都是富含淀粉的食物，土豆的很多做法也适合红薯，如清炒红薯丝、红薯蒸饭等。红薯淀粉含量较高，食用时应适当减少米面等主食的摄入量。

3.红薯可作为零食，如生或熟红薯干，但是不宜多吃油炸的红薯条和红薯片。

食用红灯速查

1.红薯含有一种叫"气化酶"的成分，生吃或一次食入较多，会出现胃脘部嘈杂胀满、泛酸等症状。

2.生了黑斑病的红薯或腐坏的红薯有毒，不可食用。

红薯叶、藤都能吃

红薯叶是红薯成熟后，地上秧茎顶端的嫩叶，在南方四季可采收，有清热凉血、防癌等保健功效。红薯叶的吃法很简单，大火快炒即可。红薯藤保健作用也很强，将其嫩尖炒着吃就很香。如果红薯藤比较老，可以将外面的一层皮撕掉，将里面的秆掐成段，用柿子椒炒着吃。

荷香小米蒸红薯

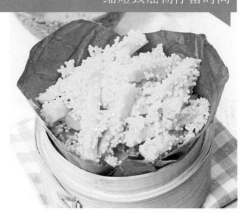

缩短致癌物停留时间

材料

小米 80 克，红薯 250 克，荷叶 1 张。

做法

1 红薯去皮，洗净，切条；小米洗净，
  浸泡 30 分钟；荷叶洗净，铺在蒸
  屉上。

2 将红薯条在小米中滚一下，裹满小
  米，排入蒸笼中，蒸笼上汽后继续蒸
  30 分钟即可。

红薯蒸饭

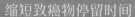

缩短致癌物停留时间

材料

糙米 150 克，红薯 100 克。

做法

1 糙米洗净，浸泡 2 小时；红薯去皮洗
  净，切成小丁。

2 锅置于火上，倒入泡好的糙米与适量
  水，放入红薯丁，盖上盖蒸至饭熟
  即可。

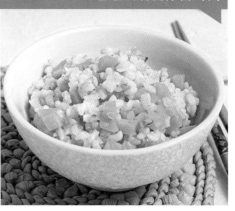

红薯红豆汤

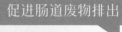

促进肠道废物排出

材料

红薯 150 克，红豆 50 克。

做法

1 红薯洗净，去皮，切块；红豆洗净，
  浸泡 4 小时。

2 锅置于火上，放入红薯块、红豆，加
  入适量清水，大火煮开后改小火煮 20
  分钟即可。

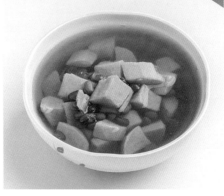

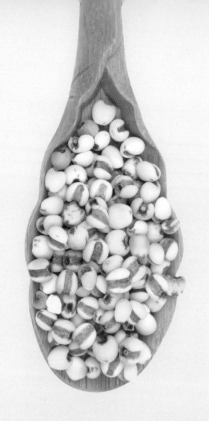

薏米 [多糖可提高
人体免疫力]

性味 性凉，味甘、淡。

归经 归脾、肺、胃经。

防癌抗癌营养素 多糖、薏苡仁脂。

推荐用量 60克/天。

适宜人群 胃癌、宫颈癌等癌症患者。

优选技巧 粒大、完整、饱满、白色、有光泽、碎屑少、有清新气味的薏米质量好。

🔍 防癌抗癌健康吃法

1.薏米洗净，用清水浸泡，用泡薏米的水与薏米一同煮，避免浸泡到水中的抗癌物质丢失。

2.薏米和山药煮粥有健脾止泻的作用，胃癌患者出现脾虚泄泻时可以此方法食用。

3.薏米性偏寒，食用时，加入黑米、大米、紫米等五谷，具有养胃的功效。

4.做粥时，适当加入补元气的龙眼、补脾养胃的莲子、健脾利水的红小豆，有消热祛湿、去水肿和健脾的功效。

🔍 食用红灯速查

1.薏米性微寒，孕妇及正值经期的女性应谨慎食用。

2.薏米所含的糖类黏性较高，一次吃太多不易消化。

3.遗精、遗尿的人不宜食用。

薏米茯苓糕益气养血

薏米茯苓糕可以益气养血，适合气血两亏的肿瘤患者服用。具体做法：准备薏米300克，茯苓、山药、莲肉、赤小豆各100克，大米粉600克，白糖150克。将薏米、茯苓、山药、莲肉、赤小豆研成末，然后与大米粉、白糖搅拌均匀，加水制成糕，蒸熟后即可食用。

薏米山药粥

材料

薏米、大米各 50 克，山药 100 克。

做法

1 薏米和大米分别洗净，薏米浸泡 2 小时，大米浸泡 30 分钟；山药洗净，去皮，切成丁。

2 锅置于火上，倒入适量清水，放入薏米煮 20 分钟，再加入山药丁、大米，转小火熬煮至山药熟、米粒熟烂即可。

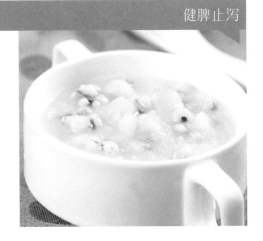

薏米糙米饭

促进肠内废物排泄

材料

薏米 25 克，糙米 75 克。

做法

1 薏米、糙米分别淘洗干净，用清水浸泡 4~6 小时。

2 把薏米和糙米一起倒入电饭锅中，淋入没过米 2 个指腹的清水，盖上锅盖，按下"蒸饭"键，蒸至电饭锅提示米饭蒸好即可。

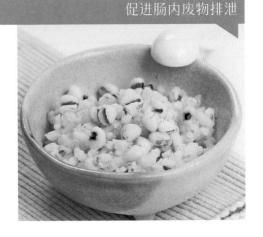

南瓜薏米饭

消肿，排毒

材料

薏米 50 克，南瓜 200 克，大米 100 克。

做法

1 南瓜洗净，去皮、去瓤，切成颗粒；薏米洗净，拣去杂质，浸泡 3 小时；大米洗净，浸泡半小时。

2 将大米、薏米、南瓜粒和适量清水放入电饭锅中，按下"蒸饭"键，蒸至电饭锅提示米饭蒸好即可。

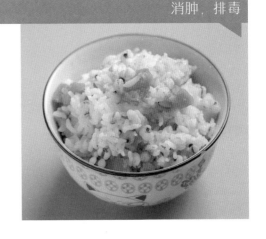

第四章 43 种特效抗癌食材速查

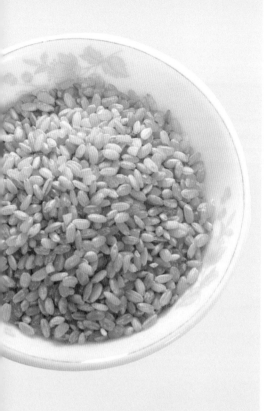

糙米 [膳食纤维可减少致癌物在体内的停留时间]

性味 性温，味甘。

归经 归脾、胃经。

防癌抗癌营养素 膳食纤维、谷固醇。

推荐用量 50克/天。

适宜人群 大肠癌、前列腺癌等癌症患者。

优选技巧 无黄粒、霉味，无油腻，颗粒均匀，色泽晶莹，用手碾不会碎的糙米质量好。

防癌抗癌健康吃法

1. 糙米口感较粗，且质地紧密，煮前可先将其用冷水浸泡4小时，糙米与水的比例为1:1.3，混搭糙米饭时白米、糙米、水的比例为2:1:3.25，这样能更好地被人体吸收，让抗癌效果更佳。

2. 因为糙米口感较差，在蒸糙米时在里面加入1~2勺酸奶，能使米饭绵软，口感变好；或者蒸糙米饭时与白米混搭，提升口感。

食用红灯速查

1. 洗米时间不宜太长，否则会造成营养素流失。

2. 煮好的糙米饭不要用饭勺压，应从下往上把米饭铲松开，让米粒饱含空气，使得米粒入口时的口感松软香甜。

3. 糙米不易消化，有胃溃疡、胃出血症状的人群不宜食用。

糙米枸杞红枣茶

糙米中含有膳食纤维，枸杞中含有枸杞多糖，红枣中含有三萜类物质，三种食物搭配煮茶，能较好地发挥预防癌症的功效。具体做法：准备糙米300克、枸杞1茶匙、红枣3~5枚。糙米洗净，晾晒1小时，然后在热锅中翻炒，至棕褐色，带点香味即可。糙米冷却后，可保存于罐中。取4茶匙糙米，与枸杞、红枣一起放在水壶中，加入热水，焖煮1小时即可。

糙米巴旦木沙拉

提高免疫力，辅助防癌抗癌

材料

糙米、西葫芦、酸奶各100克，生菜40克，巴旦木25克，提子干、柠檬汁各10克。

做法

1 糙米洗净，浸泡4小时，放入电饭锅中，加适量清水做成糙米饭，盛出晾凉。

2 西葫芦洗净，切丝，焯熟；生菜洗净，沥干；酸奶中加柠檬汁调制成酸奶酱。

3 生菜叶放入盘中，摆上其他材料，淋上酸奶酱即可。

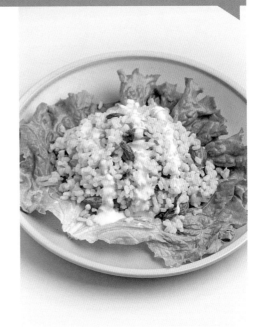

糙米荞麦米糊

减少致癌物的堆积

材料

糙米60克，熟花生仁10克，荞麦20克，红糖5克。

做法

1 糙米、荞麦分别淘洗干净，用清水浸泡4小时。

2 将糙米、荞麦、熟花生仁倒入全自动豆浆机中，加水至上、下水位线之间，按下"米糊"键，煮至豆浆机提示米糊做好，加入红糖搅至化开即可。

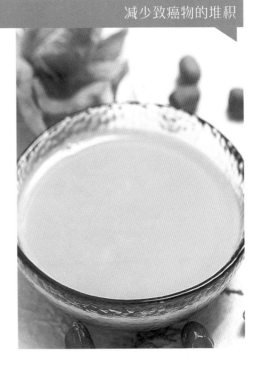

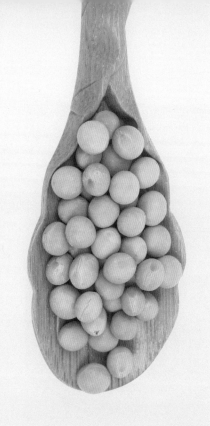

黄豆 [大豆异黄酮、豆固醇 有抗氧化作用]

性味 性平，味甘。

归经 归脾、胃经。

防癌抗癌营养素 大豆异黄酮、豆固醇。

推荐用量 30 克 / 天。

适宜人群 大肠癌、乳腺癌、宫颈癌、前列腺癌等癌症患者。

优选技巧 鲜艳有光泽，颗粒饱满，无破损的黄豆质量好。

防癌抗癌健康吃法

1. 黄豆煮熟后凉拌，或者煮粥、煲汤时适当放些黄豆，有助于防癌抗癌。

2. 黄豆可做成豆浆，且剩下的豆渣可以放在玉米粉或面粉中做成窝头，更有利于吸收其中的营养。

3. 黄豆有豆腥味，炒黄豆时，滴几滴料酒，再放入少许盐，这样可减少豆腥味。

食用红灯速查

1. 黄豆生吃容易呕吐、胀气，所以一定要吃熟的黄豆，且一次不要吃太多。

2. 积食腹胀者慎食，以免加重症状。

3. 尿酸偏高的癌症患者不宜吃黄豆。但将其制成豆腐，嘌呤含量会大幅降低，每 100 克豆腐大约含有 55.5 毫克嘌呤，痛风缓解期患者每天可食用 50 克左右，以补充蛋白质。

黄豆制品同样可以防癌抗癌

黄豆营养丰富且全面，有"豆中之王"的美誉。它所含的蛋白质可以与肉、蛋等中的蛋白质相媲美，所以又有"植物肉"的美称。黄豆有多种吃法，如做成豆腐、豆皮、豆干、黄豆酱、泡成黄豆芽等。这些吃法都可以帮助我们增强体质，防癌抗癌。

四喜黄豆

材料

黄豆150克，青豆、胡萝卜、莲子、猪瘦肉各30克，盐3克，料酒、水淀粉各适量。

做法

1 将材料洗净，猪瘦肉、胡萝卜切粒，黄豆浸泡2小时后煮熟备用，莲子煮熟。

2 在猪瘦肉粒中加入适量盐、料酒、水淀粉腌好，倒入油锅中炒熟，再加入黄豆、青豆、胡萝卜粒和莲子。

3 将熟时加盐调味，用水淀粉勾芡即可。

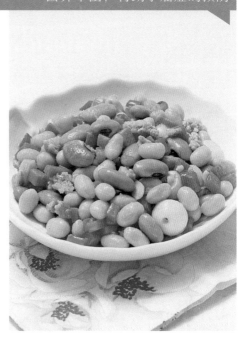

黄豆豆浆

材料

黄豆80克，白糖5克。

做法

1 黄豆用清水浸泡8~12小时，洗净。

2 把浸泡好的黄豆倒入全自动豆浆机中，加水至上、下水位线之间，按下"豆浆"键，煮至豆浆机提示豆浆做好，过滤后依个人口味添加白糖调味后即可饮用。

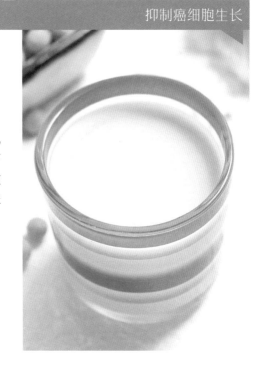

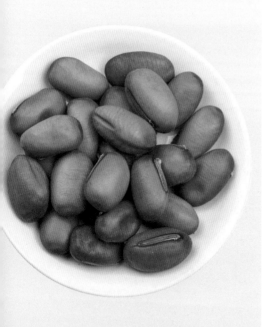

刀豆 [植物凝集素可帮助防止细胞癌变]

性味 性温，味甘。

归经 归胃、肾经。

防癌抗癌营养素 植物凝集素、刀豆氨酸。

推荐用量 50克/天。

适宜人群 食管癌、胃癌、肝癌、肾癌等癌症患者。

优选技巧 挑选时应选择颜色鲜艳、个大、饱满、无破损、干燥的刀豆。

🔍 防癌抗癌健康吃法

1.刀豆与谷类食物做粥，不仅能促进蛋白质互补，还能将抗癌营养素最大程度地保留下来，有利于防癌抗癌。

2.新鲜的刀豆也可以与香菇、木耳、豆腐干一起炒，营养丰富，抗癌效果好。

🔍 食用红灯速查

1.刀豆含有凝集素和能引发溶血症的皂素，所以食用前一定要煮至熟透。

2.肠胃不好、腹胀的人群慎用，以免加重症状。

刀豆生姜水帮助缓解虚寒呃逆

刀豆和生姜可以做成刀豆生姜水，不仅有利于防癌抗癌，还有利于缓解虚寒呃逆。具体做法：准备带壳老刀豆30克，生姜3片，红糖适量；将刀豆和生姜洗净，放入锅内，然后加水煎煮。去渣，加入红糖；每天分2次服用即可。

刀豆粥

补肾，抗癌

材料

刀豆 20 克，大米 200 克，红糖 5 克。

做法

1 刀豆洗净，研制成细粉末状。

2 大米洗净，用水浸泡 30 分钟，放入
　锅中加适量水，煮至黏稠状，粥将成
　时，加入刀豆粉、红糖拌匀，继续煨
　煮至沸腾即可。

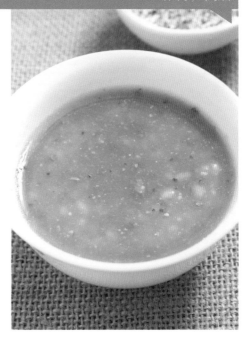

刀豆蜜饮

促使癌细胞凋亡

材料

刀豆 20 克，红枣 3 枚，蜂蜜 5 克。

做法

1 刀豆、红枣洗净，放入锅中，加适量
　水，煮至豆熟。

2 调入蜂蜜搅匀即可。

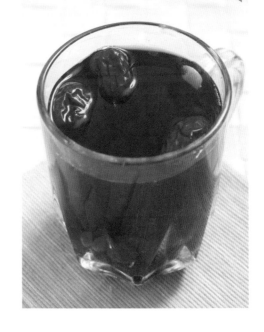

第四章　43 种特效抗癌食材速查

63

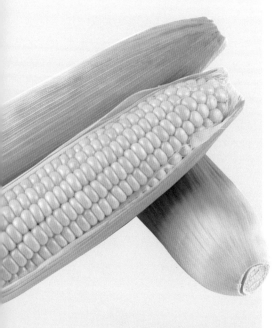

玉米 ［谷胱苷肽可帮助锁住致癌物］

性味 性平，味甘。

归经 归大肠、胃经。

防癌抗癌营养素 谷胱苷肽、镁、膳食纤维、赖氨酸。

推荐用量 50 克/天。

适宜人群 肠癌、皮肤癌、肺癌和子宫癌等癌症患者。

优选技巧 选购玉米面时，可以抓一些用手揉搓，之后观察手心，如有深黄色或浅色粉末物质黏在手心，则不宜购买。选购鲜玉米时，可以观察玉米须，如果包在玉米叶里面的玉米须没有发蔫，则表明玉米比较新鲜。

🔍 防癌抗癌健康吃法

1. 鲜玉米做成玉米汁，营养素流失少，具有抗氧化、防癌抗癌的功效。

2. 玉米与其他谷豆混合食用，有利于提高膳食的整体利用率、防癌抗癌。

3. 玉米胚芽中含有多种丰富物质，能促进新陈代谢，让皮肤细嫩光滑，所以食用时不要去掉胚芽。

🔍 食用红灯速查

1. 霉变的玉米含有黄曲霉菌，会产生黄曲霉毒素，这是一种致癌物质，所以霉变的玉米不可食用。

2. 遗尿患者不宜食用玉米，以免加重病情。

玉米须可以消肿、降血压

玉米须又被称为"龙须"，保健功效非常好，所以有"一根玉米须，堪称二两金"的说法。玉米须中含有丰富的维生素，可以起到利水、消肿的作用，同时能够促进机体中钠的排出，从而起到降压的作用。玉米须可以与玉米一起煮，煮玉米的汤可直接饮用。

玉米汁

促进致癌物排出体外，抑制癌细胞生长

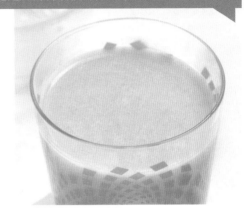

材料

玉米 300 克。

做法

1 新鲜玉米洗净后煮 10 分钟，搓粒。

2 将玉米粒放入豆浆机中，加适量清水，打成汁即可。

玉米面发糕

抑制癌细胞形成和生长

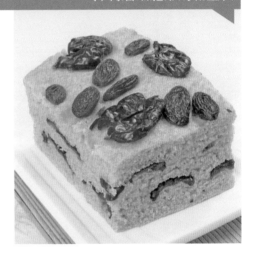

材料

面粉 500 克，玉米面 200 克，无核枣片 60 克，葡萄干 30 克，酵母粉 8 克。

做法

1 酵母粉加温水化开，加面粉和玉米面揉成团，醒发，揉条，切剂子，搓圆按扁，擀成 3 张圆饼。

2 取 1 张圆饼放蒸屉上，撒上红枣片、葡萄干；再放第二层圆饼，撒上红枣片、葡萄干；然后放第三层圆饼，撒上红枣片、葡萄干，放入蒸锅中蒸熟即可。

玉米糁粥

促排便，减少致癌物在体内的停留时间

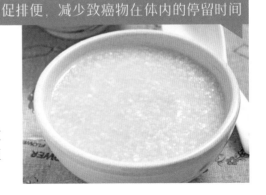

材料

玉米糁 75 克。

做法

1 玉米糁淘洗干净，用水浸泡 4 小时。

2 锅置于火上，倒入适量清水烧开，放入玉米糁大火煮沸，转小火熬煮至粥稠即可。

蔬菜类

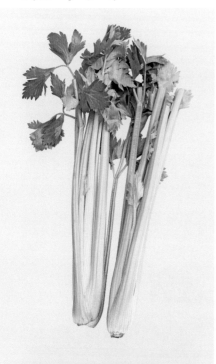

芹菜叶的营养价值高

芹菜叶所含的营养素非常丰富，其中胡萝卜素、维生素C等含量很高，这些营养素有抗氧化的作用，有助于防癌抗癌，所以吃芹菜时不要把叶丢掉。芹菜叶有很多吃法，可以与芹菜茎一起凉拌或炒食，也可以将其洗净、剁碎，与鸡蛋、面粉混合在一起做糊塌子，既美味又健康。

芹菜 ［木质素可帮助减少致癌物的形成］

性味 性凉，味辛、甘。

归经 归肝、胃、膀胱经。

防癌抗癌营养素 木质素、膳食纤维。

推荐用量 300克／天。

适宜人群 胃癌、结肠癌、肺癌等癌症患者。

优选技巧 挑选芹菜时要注意颜色，翠绿色的比较新鲜，青黄色的则存放时间较长；芹菜的根系越发达，营养价值越高；优质的芹菜粗细均匀，不会很粗，也不会很细。

🔍 防癌抗癌健康吃法

1.芹菜有多种吃法，可以生吃、炒食、做粥，其中芹菜与豆干等一起炒食，既美味又营养。

2.芹菜富含膳食纤维，不太好消化，肠胃不好的癌症患者吃芹菜时要多咀嚼。

3.芹菜与糯米一起熬粥，对"三高"和体质虚弱的癌症患者非常有益。

🛡 食用红灯速查

1.芹菜不宜久煎、久炒，否则易造成营养成分流失。

2.芹菜所含的钠成分比一般的蔬菜多，所以烹饪时不宜放过多的盐和酱油。

西芹百合

促进肠胃蠕动，减少致癌物的吸收

材料

西芹 250 克，鲜百合 50 克，蒜末、盐各 2 克，香油少许，植物油适量。

做法

1 西芹洗净，切段；鲜百合洗净，掰瓣。

2 将西芹和百合分开焯烫 1 分钟捞出。

3 锅内倒入植物油烧热，爆香蒜末，倒入西芹段和百合炒熟，加盐，淋上香油即可。

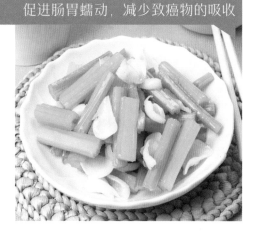

木耳炒芹菜

加速肠道内致癌物排出

材料

芹菜 150 克，干木耳 5 克，姜片、葱段、蒜片各 5 克，盐、植物油各适量。

做法

1 木耳用温水泡发，洗净，撕小朵；芹菜洗净，切段。

2 锅内倒入植物油烧热，放入姜片、葱段、蒜片爆香，放入芹菜段翻炒，再倒入木耳继续翻炒至熟，加盐调味即可。

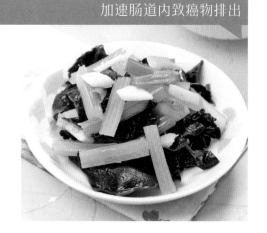

芹菜香菇粥

降血压，促排便，防癌症

材料

大米 100 克，芹菜 50 克，水发香菇 5 朵，枸杞子 5 克，盐 3 克，植物油适量。

做法

1 芹菜、香菇分别洗净、切丁；大米洗净，浸泡 30 分钟，放入锅中煮熟。

2 锅内倒入植物油烧热，放入芹菜丁、香菇丁翻炒，待出香味时盛出，和枸杞子一起加入粥中煮熟，放盐调味即可。

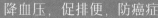
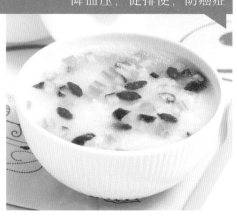

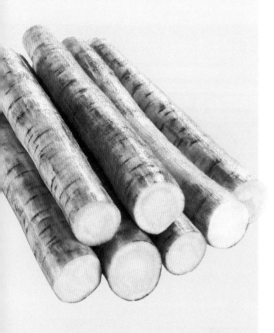

牛蒡 [多酚物质可帮助 预防癌症]

性味 性寒，味苦、辛。

归经 归肺、心经。

防癌抗癌营养素 多酚物质、牛蒡苦素、膳食纤维。

推荐用量 300克／天。

适宜人群 肠癌、子宫癌、胃癌等癌症患者。

优选技巧 形态顺直，粗细均匀，没有杈根、虫痕的牛蒡质量好。

🔍 防癌抗癌健康吃法

1. 牛蒡有多种吃法，凉拌、炖汤、炒等，这些吃法都有利于抑制癌细胞、降低癌症发病率。

2. 牛蒡中有丰富的膳食纤维，可以促进排便，所以脾虚腹泻的癌症患者要慎用。

🔍 食用红灯速查

1. 牛蒡性寒，脾虚腹泻者不宜食用。

2. 牛蒡根可以活血化瘀，孕妇慎用。

3. 患接触性皮炎或湿疹的人、经期中的女性或体质虚寒的人不宜大量食用。

牛蒡茶帮助排毒通便

牛蒡茶能帮助癌症患者排毒、利尿、通便。具体做法：牛蒡洗净，去掉毛须，切片，平摊晒干，然后用干净、无油的炒锅小火焙至表面微黄，晾凉后密封保存。取10~14片牛蒡，用开水冲泡2~3分钟即可。

牛蒡沙拉

材料

牛蒡 250 克，黑芝麻碎 6 克，酱油 3 克，沙拉酱 5 克，醋 7 克，盐 2 克。

做法

1 牛蒡去皮，洗净，切丝，放入加醋的水中浸泡 10 分钟，捞出备用。

2 锅中烧水，水沸后将牛蒡丝焯一下水捞出。

3 趁热加入盐、酱油、醋，撒入炒香的黑芝麻碎，最后放入一勺沙拉酱拌匀即可。

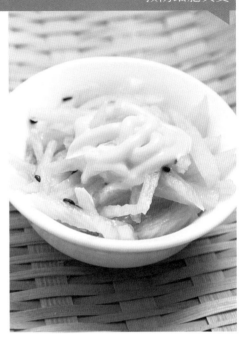

牛蒡山药排骨汤

提高免疫力，降低患癌风险

材料

排骨 400 克，牛蒡 200 克，山药 150 克，枸杞子 10 克，盐 3 克，姜片 5 克。

做法

1 排骨洗净，剁小块；牛蒡和山药去皮，洗净，切块。

2 锅置于火上，烧开水，下排骨汆烫片刻后捞出备用。

3 将排骨、牛蒡块、山药块、姜片一同放入汤煲中，加足量清水，大火烧开后，小火慢熬 2 小时，加枸杞子煮 5 分钟，加盐调味即可。

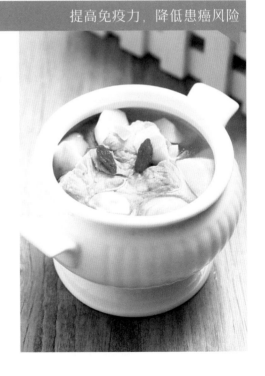

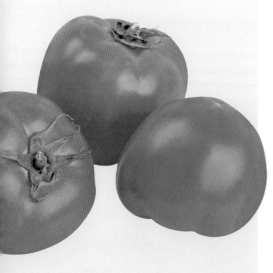

番茄 [番茄红素有抗氧化作用]

性味 性凉，味甘、酸。

归经 归肝、胃经。

防癌抗癌营养素 番茄红素。

推荐用量 300克/天。

适宜人群 前列腺癌、食管癌、胰腺癌、胃癌、肠癌、乳腺癌等癌症患者。

优选技巧 自然成熟的番茄外观圆润，摸起来软，蒂周围有绿色，籽粒呈土黄色，汁多；催熟的番茄手感硬，外观呈棱形，籽粒呈绿色，甚至没有籽粒，汁少或无汁。

🔍 防癌抗癌健康吃法

1. 番茄有多种烹调方式，可以洗净生吃、打汁，也可以炒食、做汤，还可以做成番茄酱等。

2. 番茄可以带皮一起吃，因为番茄皮富含膳食纤维，有利于肠道健康。

3. 番茄红素是脂溶性维生素，加热烹调，且在烹调时放少量的油，营养物质更容易被人体吸收，从而最大限度地发挥抗癌功效。

🔴 食用红灯速查

1. 吃番茄时不宜空腹，因为番茄中的胶质、果质、柿胶酚等会与胃酸结合生成块状结石，造成胃部胀痛。

2. 未完全成熟的番茄容易引起中毒，不可食用。

番茄生吃、熟吃功效不同

番茄营养丰富，口味独特，被誉为"蔬菜中的水果"，既可以生吃，又可以熟吃，但吃法不同，番茄所提供的营养也有所差异。番茄生吃可以为人体提供更多的维生素C，美白防晒效果较好。番茄炒熟吃可以提供较多的番茄红素，防癌抗癌效果比较好。

糖拌番茄

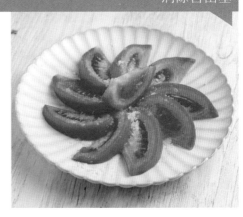

材料

番茄约 200 克（2 个），白糖 5 克。

做法

1 番茄洗净，切厚片，摆放在盘内。
2 均匀地撒上白糖即可。

番茄炒鸡蛋

提高免疫力，防止细胞癌变

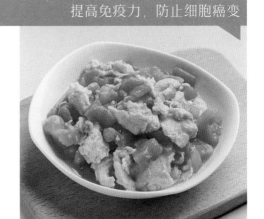

材料

番茄 250 克，鸡蛋 2 个（约 120 克），葱花 5 克，盐 3 克，白糖少许，植物油适量。

做法

1 番茄洗净，切块；鸡蛋磕开，搅匀蛋液，放油锅中炒熟，盛出。
2 锅内倒入植物油烧至七成热，爆香葱花，放入番茄块翻炒，待番茄出汁，放入炒好的鸡蛋炒匀，加盐、白糖炒匀即可。

番茄汁

防止细胞氧化

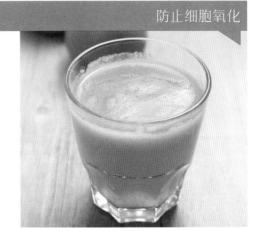

材料

番茄 200 克，蜂蜜适量。

做法

1 番茄洗净，去蒂，切块。
2 将番茄块倒入榨汁机中，加入少量凉饮用水，搅打均匀后倒入杯中，加入蜂蜜调味即可。

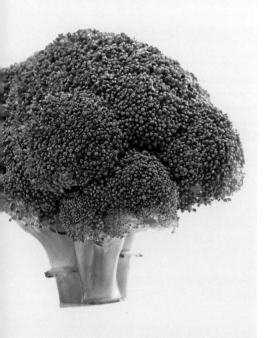

西蓝花 [硫代葡萄糖苷可增强人体对癌细胞的抵抗能力]

性味 性平，味甘。

归经 归脾、肾、胃经。

防癌抗癌营养素 硫代葡萄糖苷、萝卜硫素、维生素C。

推荐用量 300克/天。

适宜人群 直肠癌、胃癌、乳腺癌、宫颈癌等癌症患者。

优选技巧 颜色浓绿鲜亮的较为新鲜，黄色的则说明放置时间较长；花球整体有隆起感，花蕾紧密的质量好，花球表面明显凹凸不平的质量差。

西蓝花食用小技巧

西蓝花中丰富的维生素C可以辅助防癌，这种成分大多来自花蕾，所以冲洗时注意不要破坏花蕾。可以将西蓝花放在盐水中浸泡几分钟，这样既能去除残留农药和污物，又能赶走菜虫。

🛡 防癌抗癌健康吃法

1. 西蓝花采取隔水蒸和大火快炒的方法可以较好地保留防癌抗癌成分。

2. 沸水中加少量盐，将西蓝花焯一下，然后立即用凉水冲凉再炒，可以保留西蓝花的鲜绿和清脆口感。

🛡 食用红灯速查

1. 常温下，西蓝花在3天后，维生素C的含量就会减半，所以要尽快食用。

2. 西蓝花食用过多会产生气体，影响消化系统功能，所以肠道不好的人群要少吃西蓝花。

什锦西蓝花

清除自由基，对抗致癌物

材料

西蓝花、菜花各200克，胡萝卜100克，醋10克，盐2克，香油少许。

做法

1 西蓝花、菜花分别洗净，掰小朵；胡萝卜洗净，切片。
2 将西蓝花、菜花、胡萝卜分别放入开水中焯熟，晾凉。
3 将西蓝花、菜花、胡萝卜放入盘中，加香油、醋、盐拌匀即可。

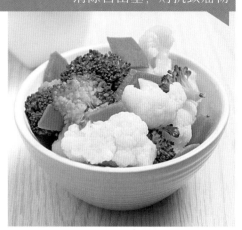

蒜蓉西蓝花

增强抵抗力

材料

西蓝花400克，大蒜20克，盐2克，植物油适量。

做法

1 西蓝花洗净，掰小朵，沥干；大蒜去皮，洗净，剁成蒜蓉。
2 锅内倒入植物油烧热，爆香蒜蓉，放入西蓝花略炒，加盐调味，放少许水，炒至西蓝花变软即可。

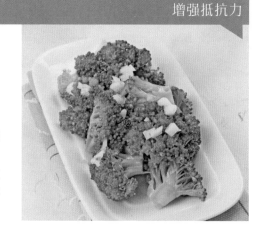

西蓝花汁

阻碍早期癌细胞的生长

材料

西蓝花50克，芹菜叶15克，苹果100克，蜂蜜适量。

做法

1 西蓝花洗净，切小块；芹菜叶洗净，切碎；苹果洗净，去皮、去核，切小块。
2 将上述食材倒入榨汁机中，搅打均匀后倒入杯中，加入蜂蜜搅匀即可。

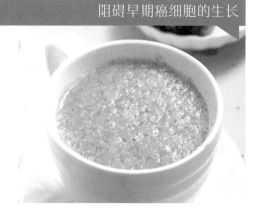

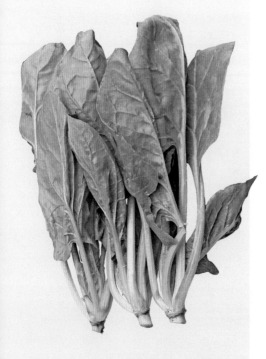

菠菜 [叶绿素可帮助分解 人体内的致癌物]

性味 性凉，味甘。

归经 归大肠、胃、肝经。

防癌抗癌营养素 叶绿素、维生素 C。

推荐用量 300 克 / 天。

适宜人群 肺癌、喉癌、食管癌、胃癌、肝癌和宫颈癌等癌症患者。

优选技巧 颜色浓绿，根部为红色，叶面宽大，叶柄较短，无抽苔开花的菠菜质量好。

防癌抗癌健康吃法

1. 菠菜可以炒、拌、做汤吃，如姜汁菠菜、芝麻菠菜等；或者当配料用。

2. 菠菜含有草酸，会影响钙的吸收，所以食用前最好焯水 1 分钟左右，这样可以去掉草酸和涩味，也不会使维生素过分流失。

3. 吃菠菜时，吃点海带、冬瓜等碱性食物，可促使其所含的草酸钙溶解排出，帮助预防结石。

食用红灯速查

1. 菠菜中草酸较多，不宜与豆腐等含钙丰富的食物一同煮，以免形成草酸钙，影响钙的吸收。

2. 菠菜性凉，腹泻患者不宜食用。

癌症患者吃菠菜有诀窍

人们在择菠菜时，习惯将菠菜根丢掉。其实，将菠菜根配以生姜食用，有助于预防癌症。菠菜叶和菠菜根可补充叶酸，200 毫升的生菠菜汁中含有 109 微克叶酸。研究发现，结肠癌患者的叶酸摄入量明显低于正常人，叶酸摄入不足的女性，其结肠癌发病率约是正常人的 5 倍。

菠菜拌绿豆芽

材料

菠菜 200 克，绿豆芽 100 克，盐、芥末酱、醋、香油各适量。

做法

1 菠菜择洗干净，放入沸水中焯透，捞出切段；绿豆芽掐头、根，烫熟。

2 芥末酱放入温水中调匀，加盖闷几分钟至出味。

3 将菠菜段、绿豆芽盛入碗中，加入盐、芥末酱、醋、香油，拌匀即可。

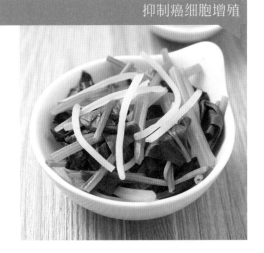

鸡蛋炒菠菜

分解致癌物，补充蛋白质

材料

菠菜 150 克，鸡蛋 2 个，葱末、姜末、盐各 3 克，植物油适量。

做法

1 菠菜洗净，焯水，盛出切段；鸡蛋打成蛋液，炒成块盛出。

2 油锅烧热，爆香葱末、姜末，放入菠菜炒至断生，加盐，倒入鸡蛋翻匀即可。

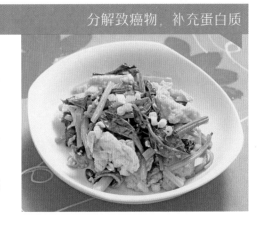

菠菜蘑菇汤

增强免疫力，抑制癌细胞

材料

口蘑、金针菇各 100 克，菠菜 50 克，姜片 5 克，盐 4 克，香油适量。

做法

1 口蘑洗净，切小块；金针菇洗净，去根；菠菜洗净，焯水，切小段。

2 锅置于火上，加适量水，放姜片煮开，加入口蘑和金针菇，水开后加入菠菜、盐煮沸，淋上香油，关火即可。

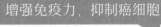

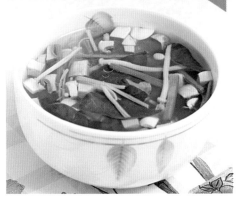

第四章 43种特效抗癌食材速查

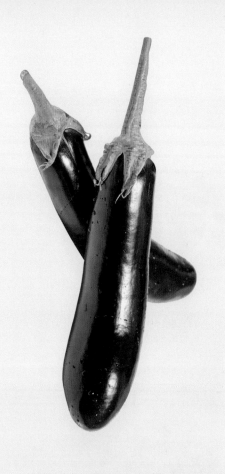

茄子 [龙葵碱可帮助抑制 消化系统癌细胞]

性味 性微寒，味甘。

归经 归胃、大肠经。

防癌抗癌营养素 龙葵碱。

推荐用量 300克/天。

适宜人群 胃癌、直肠癌等癌症患者。

优选技巧 表皮呈紫色或紫黑色，蒂下白色的部分多的茄子比较嫩。用手捏一下，一般软的茄子比较嫩，硬的茄子则存放时间过久。

吃茄子不要去皮

吃紫茄子时不要去皮，因为茄子皮中含有丰富的维生素E和维生素P，能帮助癌症患者对抗自由基。

防癌抗癌健康吃法

1. 茄子有多种吃法，其中，蒜蓉茄子较健康。首先加热时间短，营养保存相对完整；其次用油少；最后大蒜有杀菌作用，两者一起抗癌效果会更好。

2. 如果想吃红烧茄子，可以先将茄子蒸几分钟。炒茄子时，先不放油，将茄子用小火干炒一下，炒掉水分，茄子变软后再放入油。这样可以防止茄子吸油过多。

3. 对于咽喉癌喉部疼痛燥热的患者，先将茄子蒸熟，然后用醋腌制4小时后食用，可以起到止痛的效果。

食用红灯速查

1. 消化不良、脾胃虚寒、便溏、哮喘的患者不宜多吃茄子。

2. 茄子热量低，老人和肥胖者可以常吃，但秋后的茄子味道偏苦，不宜多吃。

蒜蓉蒸茄子

材料

茄子 300 克，蒜末 10 克，盐 2 克，醋 5 克，植物油适量。

做法

1 茄子洗净，切条。

2 炒锅置于火上，倒入植物油烧热，加蒜末、盐、醋炒香，盛出，均匀浇在茄子上。

3 将茄子放入蒸锅蒸约 15 分钟即可。

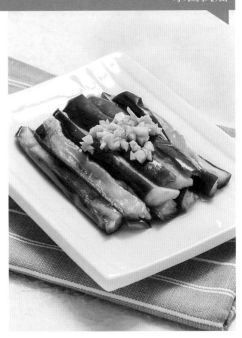

炒茄丁

材料

茄子 300 克，番茄 100 克，盐 2 克，植物油 3 克，醋、蒜末各 5 克，葱花少许。

做法

1 茄子洗净，切丁；番茄洗净，切小块。

2 锅中放入植物油烧热，爆香蒜末，再放入茄子丁煸炒，改小火加盖焖 3 分钟，待茄子丁变软时，放入适量盐、醋，并倒入番茄丁，翻炒至熟，撒上葱花即可。

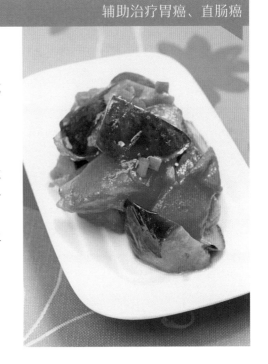

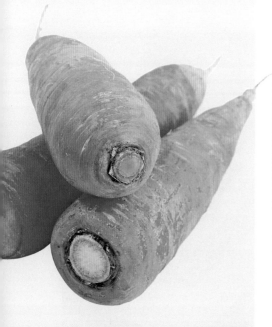

胡萝卜 [胡萝卜素有 抗氧化作用]

性味 性平，味甘。
归经 归脾、肝、肺经。
防癌抗癌营养素 胡萝卜素、淀粉酶。
推荐用量 300克/天。
适宜人群 肺癌等癌症患者。
优选技巧 带泥土的胡萝卜比较新鲜。另外色泽鲜嫩、匀称的胡萝卜质量好。还可以用手感受一下，同样大小的胡萝卜，手感重的水分多，生吃、做菜都不错。

🔍 防癌抗癌健康吃法

1. 胡萝卜煮熟后食用不仅能完整保留营养成分，还能提高抗癌功效。如果觉得煮熟后品相不好，可以先煮熟，再切成自己喜欢的形状。

2. 胡萝卜抗癌的成分主要是胡萝卜素，而胡萝卜素是一种脂溶性营养素，因此烹饪时加入适量的油可以促进人体对胡萝卜素的吸收。

3. 每天食用半杯胡萝卜汁或半根胡萝卜，可以保护肺部，有利于减少患肺癌的风险。

🔍 食用红灯速查

1. 生胡萝卜性偏寒，脾胃虚弱者不宜生食。

2. 胡萝卜不宜切碎后水洗或切碎后长时间浸泡，以免营养大量流失。

胡萝卜枸杞汁

胡萝卜香甜清脆，富含多种营养素，既可以益肝明目，又可以防癌抗癌；枸杞子可以调节免疫。二者一起榨汁，不但口感佳，预防癌症的效果也比较好。具体做法：准备胡萝卜100克、枸杞子15克、蜂蜜适量。胡萝卜洗净，切丁；枸杞子洗净，泡5分钟；将胡萝卜和枸杞子放入榨汁机中，加入适量饮用水，搅打成汁，倒入杯中；加蜂蜜调匀即可。

豆腐丝拌胡萝卜

抑制致癌物形成

材料

胡萝卜200克，豆腐丝100克，盐3克，香菜适量，香油2克。

做法

1 将豆腐丝洗净，切短段，放入沸水中焯透；胡萝卜洗净，切细丝，放入沸水中焯一下。

2 将胡萝卜丝、豆腐丝放入盘内，加盐、香菜和香油拌匀即可。

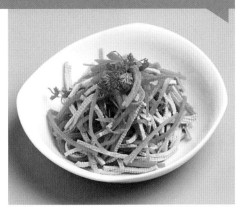

肉丝炒胡萝卜

调节免疫力，减轻化疗不良反应

材料

胡萝卜丝200克，猪肉丝100克，葱末、姜末各3克，盐2克，生抽5克，淀粉、植物油各适量。

做法

1 猪肉丝用生抽、淀粉抓匀，腌渍10分钟。

2 油锅烧热，爆香葱末、姜末，放入猪肉丝翻炒，倒胡萝卜丝、盐炒熟即可。

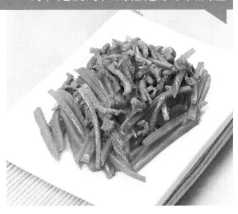

胡萝卜芹菜汤

解除亚硝胺的毒性

材料

胡萝卜、芹菜、豆腐各80克，猪瘦肉50克，盐3克，香油适量，香菜叶少许。

做法

1 胡萝卜洗净，切片；芹菜洗净，切段；豆腐洗净，切片；猪瘦肉洗净，切片。

2 锅内倒入清水烧沸，放入豆腐片煮5分钟，放入瘦肉片和胡萝卜片、芹菜段，继续煮5分钟，放盐搅匀，淋上香油，撒上香菜叶即可。

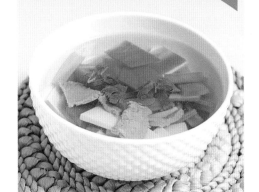

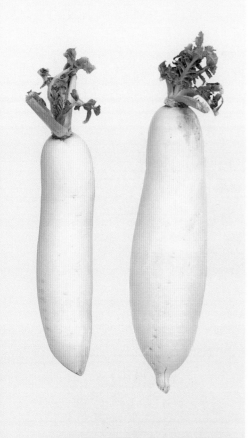

白萝卜 [糖化酶可帮助分解致癌物亚硝胺]

性味 性凉，味辛、甘。

归经 归肺、胃经。

防癌抗癌营养素 糖化酶、芥子油、木质素。

推荐用量 300克/天。

适宜人群 肠癌、食管癌、鼻咽癌等癌症患者。

优选技巧 新鲜的白萝卜色泽光亮，表面细腻光滑、硬实。挑选时以大小均匀的为好。另外可以用手感受一下重量，分量重的水分足，质量好。

防癌抗癌健康吃法

1. 白萝卜的顶部3~5厘米处，维生素C的含量最高，中段和尾段淀粉酶和芥子油含量丰富，生吃不会破坏其中的营养成分，预防癌症的效果相对好一些。但寄生虫经常附着在白萝卜的皮上，所以生吃时一定要洗净。

2. 白萝卜皮中维生素和矿物质的含量也很高，食用时最好不去皮。

3. 进食白萝卜要细嚼慢咽，以利于防癌抗癌成分的释放和吸收。

食用红灯速查

1. 白萝卜属于辛辣食物，空腹时不宜食用，以免耗气伤阴。

2. 白萝卜辛辣的挥发物会刺激视神经，因此，眼睛易充血、眼压高的人不宜生食。

凉拌萝卜条佐餐好处多

凉拌白萝卜，有利于其所含的维生素C不流失，且能最大限度地发挥白萝卜的抗癌功效。所以，糖尿病患者可以在喝燕麦粥或玉米粥时，加一碗凉拌白萝卜条。凉拌白萝卜条的做法很简单：白萝卜切条，加入醋、盐、少许白开水腌30分钟，挤干，放姜丝、适量剁椒拌匀即可。

葱油萝卜丝

分解致癌物亚硝胺，促进排便

材料

白萝卜300克，大葱20克，盐、香油各3克，葱花、植物油各适量。

做法

1 白萝卜洗净，切丝，用盐腌渍，沥水，挤干；大葱洗净，切丝。

2 锅置于火上，倒入植物油烧至六成热，下葱丝炒出香味，浇在萝卜丝上，倒入香油拌匀，撒上葱花即可。

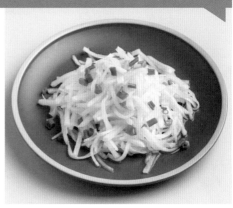

清炒萝卜条

促排便，辅助抗癌

材料

白萝卜300克，香菜段10克，葱花、姜末各5克，盐3克，花椒2克，植物油适量。

做法

1 白萝卜洗净，切条。

2 锅内倒入植物油烧至七成热，放入花椒、葱花、姜末爆香，放入萝卜条炒匀，再加少许水略焖1分钟；待萝卜条快熟时，撒上香菜段，加盐调味即可。

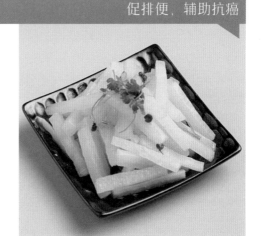

白萝卜梨汁

保护身体免受癌细胞侵袭

材料

白萝卜100克，梨1个，蜂蜜适量。

做法

1 白萝卜洗净，切块；梨去皮去核，切小块。

2 将白萝卜块和梨块放入榨汁机搅打，再放入蜂蜜搅匀即可。

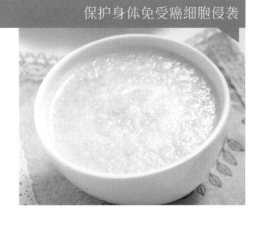

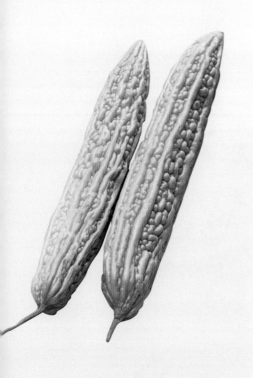

苦瓜 [奎宁蛋白可帮助预防 正常细胞癌变]

性味 性寒，味苦。

归经 归胃、心、肝经。

防癌抗癌营养素 奎宁蛋白、苦味素。

推荐用量 80 克 / 天。

适宜人群 淋巴癌、白血病、胰腺癌等癌症患者。

优选技巧 首先看颜色，颜色翠绿的苦瓜比较嫩；其次看果瘤，果瘤大的肉厚，果瘤小的肉薄、苦味大；再次看外形，两头较尖，瓜身较直的质量好。

怎样制作苦瓜汁

苦瓜榨汁时，加入柠檬汁，既能减轻苦味，还能有一定的抗癌作用。具体做法：用擦丝器将苦瓜擦碎，用滤茶网或纱布在杯中挤出苦瓜汁，加入适量水，加入柠檬汁，每天喝半杯到 1 杯即可。

🔍 防癌抗癌健康吃法

1. 吃苦瓜宜大火快炒、凉拌或榨汁，因为长时间烹调会使营养成分流失，而且影响口感，降低营养价值。

2. 很多人不喜欢吃苦瓜，因为苦味太浓。可以先将苦瓜用开水焯一下再做菜，这样可以减轻苦味。

🔴 食用红灯速查

1. 苦瓜性寒，脾胃虚弱者慎食，以免出现吐泻、腹痛的症状。

2. 吃苦瓜虽有很多好处，但苦瓜性寒，不宜一次吃太多，也不宜空腹食用，以免损伤脾胃。

凉拌苦瓜

材料

苦瓜 350 克，盐 3 克，白糖 4 克，蒜末、醋各 5 克，香油、花椒、干辣椒段、植物油各适量。

做法

1 苦瓜洗净，切开，去瓤，切成片，焯熟后捞出过凉，控干。
2 将苦瓜片和蒜末、盐、白糖、醋、香油拌匀。
3 锅置于火上，倒入植物油烧热，放入花椒、干辣椒段煸炒出香味，淋在苦瓜片上即可。

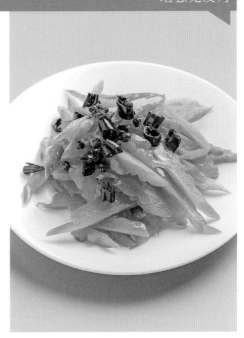

清炒苦瓜

材料

苦瓜 200 克，葱段 5 克，盐 2 克，白糖 3 克，香油、植物油各适量。

做法

1 苦瓜洗净，剖开，去瓤，斜切成片。
2 锅置于火上，倒入植物油烧热，放入苦瓜快炒，然后调入盐、白糖，继续翻炒至苦瓜熟时，加入葱段，淋上香油即可。

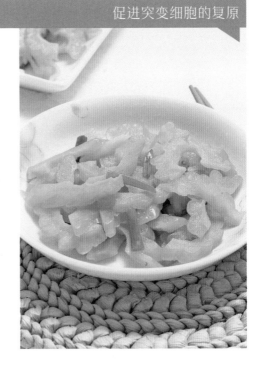

第四章　43 种特效抗癌食材速查

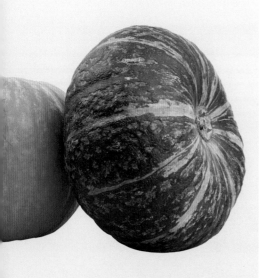

南瓜 [精氨酸可帮助降低癌症的发生率]

性味 性温，味甘。

归经 归脾、胃经。

防癌抗癌营养素 胡萝卜素。

推荐用量 300 克 / 天。

适宜人群 子宫癌、乳腺癌、肺癌、皮肤癌、大肠癌等癌症患者。

优选技巧 选择南瓜时要挑外形完整、有瓜梗且梗部坚硬的；也可以用手感受其重量，同样大小的南瓜，重的那个成熟度高。

🔍 防癌抗癌健康吃法

1. 南瓜瓤中的胡萝卜素至少是南瓜果肉中的 5 倍，所以烹饪的时候带着南瓜瓤，预防子宫癌、乳腺癌、皮肤癌等疾病的效果会更好。

2. 南瓜皮中也含有丰富的胡萝卜素、维生素，去皮的时候不要去太厚，避免营养流失。

🔍 食用红灯速查

1. 老南瓜含糖量较高，血糖偏高的癌症患者要慎食。

2. 南瓜性温，湿阻气滞、胸脘胀闷的患者禁食。

南瓜叶的大作用

南瓜有利于防癌抗癌，它的叶子可以治疗刀伤。将南瓜叶晒干，磨成粉末保存起来，如果不小心被刀划破，直接将粉末涂在伤口上，可以起到止痛、止血的作用。另外，南瓜叶还可以治疗痢疾，尤其是风火引发的下痢。具体做法：取 10 片左右的南瓜叶，去掉叶柄，加水煎煮，煎煮好以后放入少量的盐饮用即可。

牡蛎南瓜汤

阻止细胞老化，有利于预防癌症

材料

南瓜 300 克，鲜牡蛎肉 50 克，盐 2 克，葱丝、姜丝各 5 克。

做法

1 南瓜去皮、子，清洗，切成细丝；鲜牡蛎肉洗净。

2 砂锅置于火上，加入适量清水，放入南瓜丝、葱丝、姜丝煮熟，加入鲜牡蛎肉，用盐调味，大火烧沸后即可。

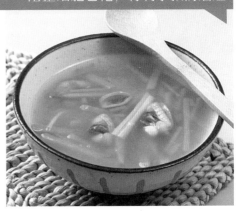

银耳南瓜小米粥

减少亚硝胺等致癌物质，补养脾胃

材料

南瓜 300 克，小米、水发银耳各 50 克（干重 5 克）。

做法

1 水发银耳洗净，撕成小朵；小米淘洗干净，浸泡；南瓜洗净，切块。

2 锅内加入适量清水，用大火烧开，倒入小米，煮沸，放入南瓜块、水发银耳，一同煮至米烂粥稠。

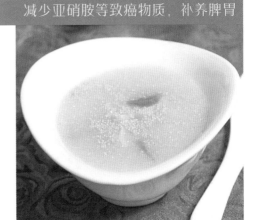

红枣百合蒸南瓜

减少免疫细胞损伤

材料

南瓜 400 克，红枣 5 枚，鲜百合 40 克，蜂蜜 20 克。

做法

1 南瓜去瓤、去皮，做成南瓜碗；红枣洗净，去核；鲜百合洗净，分片，与红枣一起放入南瓜中。

2 锅内倒入水烧开，蒸 20 分钟，等稍凉后，把汁水倒出来和蜂蜜搅拌，用刀切开南瓜，淋上蜂蜜汁即可。

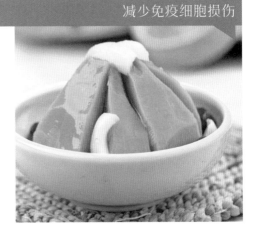

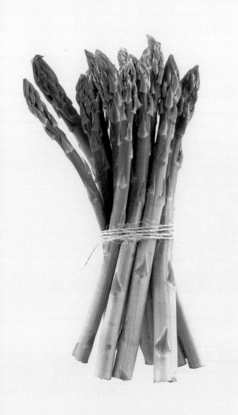

芦笋 [硒可帮助抑制癌细胞的分裂与生长]

性味 性寒，味干。

归经 归肺、胃经。

防癌抗癌营养素 硒、天门冬酰胺。

推荐用量 300 克 / 天。

适宜人群 乳腺癌、肠癌、白血病、淋巴癌、肺癌等癌症患者。

优选技巧 芦笋要挑选色泽浓绿，笔直粗壮，笋尖紧密的。另外，可以用手掰一下，清脆、易折的较嫩；反之，则老。

芦笋根部别丢弃

芦笋的顶端营养最丰富，其鲜嫩程度与根部不同，根部炒制时不易熟，可以将芦笋切成两段，将根部用沸水焯至八成熟，然后与笋尖一同炒。

🔍 防癌抗癌健康吃法

1. 芦笋脆嫩清香，宜鲜食，可以凉拌、炒、煮、炖，每天食用，能辅助治疗癌症。

2. 芦笋中维生素 C 和 B 族维生素等水溶性维生素的含量丰富，如过度烹煮会导致这些维生素的流失。为了保证营养和口感，最好遵循先洗后切、急火快炒、炒好即食的原则。比较适宜的烹饪方法有焯水后清炒、凉拌，也可以清蒸。

3. 焯烫芦笋的时间不宜过长，焯过应马上过凉，以免影响其脆嫩的口感。

🔍 食用红灯速查

1. 芦笋性寒，脾胃虚寒者慎用。

2. 芦笋不宜生吃。存放 1 周以上的芦笋不宜再吃。

玉米百合炒芦笋

材料

芦笋200克，鲜百合、玉米粒、柿子椒各50克，蒜末5克，盐3克，植物油适量。

做法

1 芦笋洗净，去老根，切段，在开水锅内焯一下，捞出沥干；鲜百合洗净，掰片；柿子椒洗净，去蒂及子，切片。

2 锅内倒入植物油烧至七成热，放入蒜末爆香，再放入柿子椒片、百合煸炒，加入芦笋段、玉米粒炒熟，加盐调味即可。

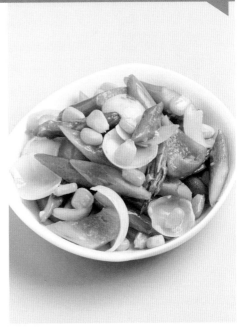

芦笋炒肉

材料

芦笋段200克，猪里脊肉片100克，葱末、姜末、盐、酱油各5克，淀粉、植物油各适量。

做法

1 猪里脊肉片用盐、酱油和淀粉腌渍，用植物油滑至变色时盛出；芦笋焯熟，捞出。

2 油锅烧热，爆香葱末、姜末，下芦笋煸炒，加入酱油、盐，倒入肉片炒熟即可。

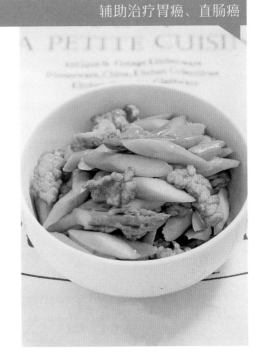

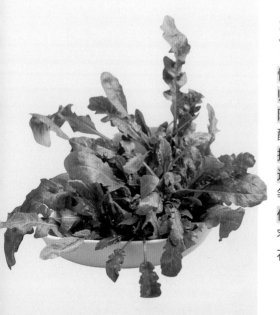

荠菜 [硫化物可中和毒物并促进机体排泄]

性味 性凉，味甘、涩。

归经 归肝、心、肺、膀胱经。

防癌抗癌营养素 硫化物、维生素C、延胡索酸、膳食纤维。

推荐用量 300克/天。

适宜人群 肠癌、胃癌、食管癌、呼吸道癌症等癌症患者。

优选技巧 从叶片形状上看，荠菜要选用叶尖窄披针形或披针形，边缘有锯齿或缺刻的。开花的荠菜比较老，不宜选用。

🔍 防癌抗癌健康吃法

1. 荠菜既可以当食物又可以当药材，既能辅助治病，又能增强体质、补益身体。用荠菜做饺子、包子、春卷、汤羹，都是不错的选择，既营养又健康。

2. 荠菜有丰富的膳食纤维，能增强肠胃蠕动，促进新陈代谢，但荠菜不宜长时间烧煮，以免破坏其营养成分。

🚫 食用红灯速查

1. 有实火或邪热者不宜食用荠菜。

2. 荠菜根部的药用价值最高，若做食疗方用，不应摘除。

3. 荠菜性寒，体质虚寒的人群要慎食。

春天的荠菜最佳

荠菜是春天最有代表性的野菜，又被称为"春菜""护生草"。《诗经》上记载有"谁谓荼苦，其甘如荠"。荠菜除了味道鲜美外，也是很好的中药材，《本草纲目》中记载，荠菜能够"利肝和中，明目益胃"，因此，有"三月初三，荠菜当灵丹"的民间谚语。

荠菜炒鸡蛋

增强抵抗力，中和肠内毒物

材料

荠菜200克，鸡蛋120克（2个），盐
3克，植物油适量。

做法

1 荠菜洗净，焯水，剁碎；鸡蛋打散，
搅匀。

2 锅内倒入植物油烧至五成热，倒入搅
好的蛋液煎炒，快熟时放入荠菜碎和
盐翻炒至熟即可。

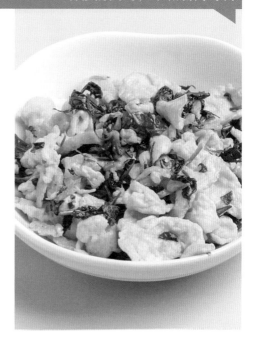

荠菜豆皮猪肉水饺

促进机体排泄，降低肠癌的发生率

材料

面粉500克，荠菜300克，豆腐皮末
100克，猪肉馅250克，盐2克，白糖
10克，橄榄油8克，老抽5克，葱末、
姜末、香油、料酒各适量。

做法

1 面粉加水搅拌，和成面团后，切成小
剂子，擀成饺子皮。荠菜洗净，焯
水，挤干水分，切碎。

2 猪肉馅加入葱末、姜末、料酒、香油、
老抽搅打上劲，加入荠菜末、豆腐皮
末、盐、白糖、橄榄油拌匀。

3 饺子皮包入馅料，制成饺子生坯，下
锅煮熟即可。

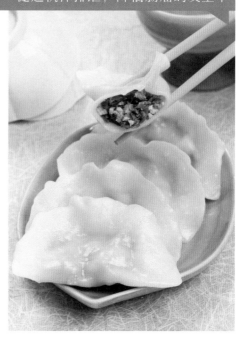

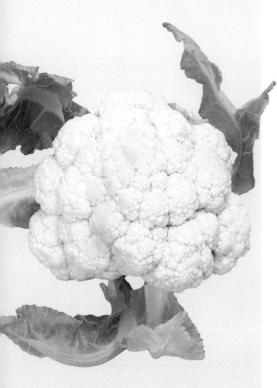

菜花 [吲哚可帮助 预防乳腺癌]

性味 性平，味甘。

归经 归脾、肾、胃经。

防癌抗癌营养素 莱菔硫烷、吲哚、类黄酮。

推荐用量 300 克 / 天。

适宜人群 胃癌、肝癌、乳腺癌等癌症患者。

优选技巧 优质的菜花颜色亮丽，个体周正，花球坚实、无明显凹凸，无虫咬和黑斑，菜叶嫩绿、湿润。

🔍 防癌抗癌健康吃法

1. 菜花茎部的营养价值高于花球部分，所以应该与花球一同食用。

2. 菜花中含有抗癌成分莱菔硫烷，为了最大限度地发挥它的抗癌功效，烹饪到菜花的花球开始变软、茎还脆的时候最为合适，这时的抗癌物质含量较高。

3. 将菜花放在加了少量盐的沸水中焯一下，然后立即放入冷水中冲凉后再炒，能保持菜花的鲜绿与清脆口感。

🔍 食用红灯速查

1. 表面有褐色或黑色霉点的菜花不宜食用。

2. 菜花切好，放在空气中 6 小时后，抗癌成分就会损失 75%；而完整的菜花放进冰箱 1 周后，其抗癌成分只会少量减少。所以切好的菜花不能久放。

菜花最好用盐水浸泡

菜花含有维生素 C、维生素 K 和胡萝卜素，既能够保护视力，又有助于抗癌。同时它含有的类黄酮，不仅能防癌抗癌，还能保护血管，预防心血管疾病。但菜花易生菜虫，易积蓄农药，所以食用前最好用盐水泡 5~6 分钟。

番茄炒菜花

使癌细胞凋亡，抑制癌细胞生长

材料

菜花 300 克，番茄 100 克，葱花、盐各 3 克，植物油适量。

做法

1 菜花洗净，切成小朵，焯水，捞出；番茄洗净，去蒂切块。

2 锅内倒入植物油烧至六成热，下葱花爆香，倒入番茄煸炒，下菜花，加盐翻炒至熟即可。

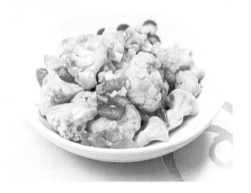

鸡肉炒菜花

增强身体抵抗力

材料

鸡胸肉、菜花各 150 克，胡萝卜 50 克，盐 2 克，葱花、水淀粉、植物油各适量。

做法

1 菜花洗净切成小朵，焯水后备用；鸡肉洗净切小条；胡萝卜洗净切片。

2 锅内倒入植物油烧热，放入鸡肉条炒熟；放入葱花一起炒，倒入菜花、胡萝卜片、水淀粉，加盐翻炒至熟即可。

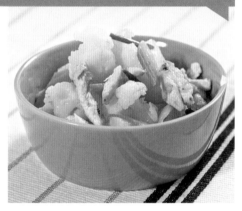

清炒双花

帮助排出致癌物

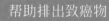

材料

西蓝花、菜花各 150 克，蒜片 5 克，盐少许，植物油适量。

做法

1 西蓝花和菜花洗净，切成小朵，放入开水锅中焯水，捞出过凉备用。

2 锅内倒入植物油烧至六成热，加入蒜片爆香，放入西蓝花和菜花，加入盐，翻炒均匀即可。

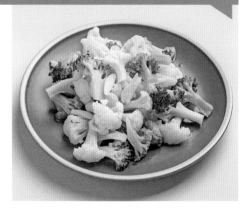

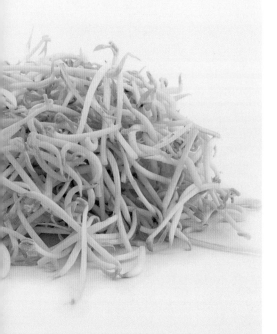

豆芽 [硒可抗氧化，抑制 自由基的形成]

性味 性寒，味甘。

归经 归胃、三焦经。

防癌抗癌营养素 硒、叶绿素、维生素 C。

推荐用量 300 克/天。

适宜人群 胃癌、直肠癌、食管癌等癌症患者。

优选技巧 优质的豆芽有光泽，外形均匀、粗细适中，无烂根、烂尖。

🔍 防癌抗癌健康吃法

1.维生素 C 主要在豆芽瓣内，烹饪时宜热锅快炒，这样可以减少营养素的流失。

2.为了让人体更好地消化、吸收维生素 C，食用时可细嚼慢咽，这样防癌抗癌效果更佳。

3.豆芽营养丰富，一般人都可食用，尤其适合口腔溃疡的癌症患者和减肥人群。

🔍 食用红灯速查

1.绿豆芽性寒，且所含膳食纤维较粗，人体不宜消化，因此脾胃虚弱的患者不宜长期食用。

2.绿豆芽在烹调过程中不宜放太多油、盐，尽量保持其清淡爽口的特点。

家庭版发豆芽方法

将绿豆放在干净的盆中，用凉水或温水浸泡 6~12 小时。然后将绿豆放入漏水的容器中，如可乐瓶、漏斗、洗菜篮等，容器底部放一张湿纸巾，倒入绿豆，以铺平容器为准，再准备一块湿毛巾盖在绿豆上。每天浇水 2~3 次，不需要拿开布，7 天左右就可以了。黄豆、黑豆等也可以按照这个方法来发豆芽。

莴笋拌绿豆芽

清热利尿，预防直肠癌等

材料

绿豆芽 200 克，莴笋 80 克，醋、生抽、葱花各 5 克，盐、香油各 2 克。

做法

1 绿豆芽洗净；莴笋去皮，洗净，切丝。绿豆芽和莴笋分别放沸水中焯烫一下，捞出沥干装盘。

2 在盘中加入醋、生抽、盐拌匀，滴上香油，撒上葱花即可。

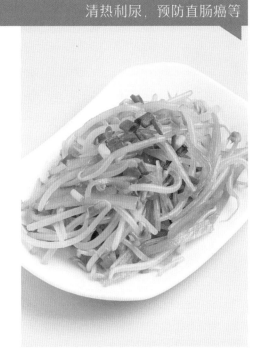

芹菜炒绿豆芽

帮助排出致癌物

材料

绿豆芽 300 克，芹菜 200 克，醋 10 克，蒜末、葱花、姜丝各 5 克，盐 3 克，植物油适量。

做法

1 绿豆芽洗净，焯烫至半透明时捞出沥干；芹菜择洗净，切长段。

2 锅内倒入植物油烧至七成热，放入葱花、姜丝和蒜末爆香，倒入芹菜段翻炒均匀。

3 倒入绿豆芽炒至透明，加入盐，出锅前倒入醋调味即可。

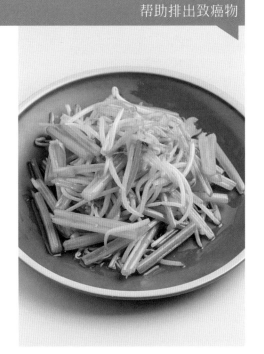

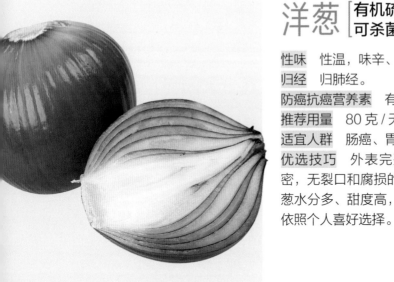

洋葱 [有机硫化物 可杀菌抗癌]

性味 性温，味辛、甘。

归经 归肺经。

防癌抗癌营养素 有机硫化物、硒。

推荐用量 80克/天。

适宜人群 肠癌、胃癌、肝癌等癌症患者。

优选技巧 外表完整，表皮光滑，包卷度紧密，无裂口和腐损的质量较好。另外，白皮洋葱水分多、甜度高，紫皮洋葱辛辣味强，可以依照个人喜好选择。

🔍 防癌抗癌健康吃法

1. 洋葱有刺激性味道，这是因为它含有有机硫化物，这种物质有抗癌功效，为了不破坏这种物质，生吃或拌沙拉较适宜。

2. 如果觉得洋葱辛辣味过重，可以炒食，但要快炒，让洋葱稍带些辛辣的味道，这样也可以较好地保留抗癌成分。

3. 用铁锅炒洋葱会使洋葱变色，可以把切好的洋葱蘸上干面粉，这样不仅可以防止变色，还能让洋葱口感更加脆嫩。

🔍 食用红灯速查

洋葱食用过多容易胀气，且洋葱有刺激性，皮肤瘙痒、眼部疾病的患者要慎食。

做肉类菜时宜搭配洋葱

肉菜中搭配适量洋葱，能抑制高脂肪食物引起的胆固醇升高。洋葱和肉搭配而食的方法有很多：可将洋葱片和肉块交替穿成肉串，放在明火上烤，洋葱可吸收肉的油脂，并使肉变嫩；用洋葱丝炒肉也是很常见的吃法；在肉上撒生洋葱碎别有一番风味。

凉拌洋葱

帮助预防细胞癌变

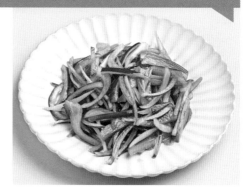

材料

洋葱 200 克，柿子椒 100 克，醋 8 克，酱油 5 克，香油少许。

做法

1. 洋葱洗净，切丝；柿子椒洗净，去蒂及子，切细丝。
2. 将洋葱丝、柿子椒丝放入盘中，加入醋、酱油、香油拌匀即可。

洋葱炒鸡蛋

帮助抑制致癌物的活力

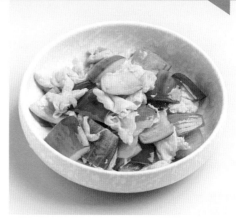

材料

洋葱 100 克，鸡蛋 2 个，盐 2 克，白糖 5 克，五香粉少许，植物油适量。

做法

1. 洋葱去老皮和蒂，洗净，切块；鸡蛋磕开，打散，搅匀。
2. 锅置于火上，倒入植物油烧热，倒入鸡蛋液炒成块，盛出；锅底留油，烧热，放入洋葱块炒熟，倒入鸡蛋，加入盐、白糖、五香粉翻匀即可。

番茄洋葱汤

增强抵抗力

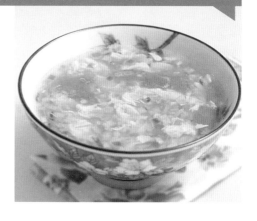

材料

番茄、洋葱各 50 克，鸡蛋 1 个，盐、白糖各 3 克，番茄高汤适量。

做法

1. 番茄洗净，焯烫后去皮，切块；洋葱洗净，切碎；鸡蛋打散，搅拌均匀。
2. 锅置于火上，倒入番茄高汤大火煮沸，加入洋葱、番茄，转小火煮 2 分钟。
3. 汤煮沸后，加入鸡蛋液，搅匀，加盐、白糖调味即可。

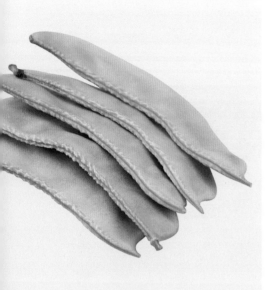

扁豆 [植物凝集素可帮助 抑制癌细胞生长]

性味 性温，味甘。

归经 归脾、胃经。

防癌抗癌营养素 植物凝集素。

推荐用量 50克/天。

适宜人群 宫颈癌、消化系统癌症等癌症患者。

优选技巧 选购时，应挑选荚皮光亮且肉厚不显籽的嫩荚；如果荚皮薄且籽粒明显、光泽偏暗则说明豆荚已老，可剥籽食用。另外，豆的数量多，排列稠密的豆荚质量好。

白扁豆浑身是宝

扁豆干种子主要以白扁豆入药。白扁豆浑身是宝。扁豆衣能健脾化湿，对痢疾、水肿、脚气等有治疗作用；扁豆叶可以消暑、解毒消肿。

🔍 防癌抗癌健康吃法

1.炒扁豆时加入蒜末，不仅可以调味，还可以降低扁豆的毒性，而且大蒜也具有抗癌的效果。

2.中医认为，扁豆煮粥有滋补脾胃的功效，癌症患者食用后可以增加食欲。

🔍 食用红灯速查

1.扁豆的保质期短，不宜长时间放置后再食用。

2.扁豆含有凝集素和能引发溶血症的皂素，所以应该煮熟再吃，否则容易中毒。

3.扁豆不宜一次摄入过多，以免引起腹胀。

扁豆糙米粥

材料

干白扁豆 25 克，糙米 50 克，白糖适量。

做法

1 干白扁豆洗净，用清水浸泡 8~10 小时；糙米洗净，用清水浸泡 4 小时。

2 将白扁豆、糙米一起放入锅中，加适量清水，先用大火煮开，然后转小火熬煮至熟软，加白糖调味即可。

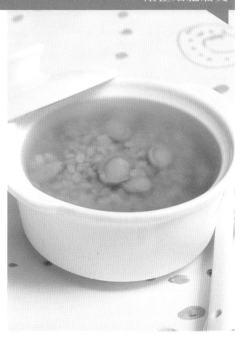

扁豆炒肉丝

抑制癌细胞生长，健脾益气，渗湿利尿

材料

扁豆 250 克，猪里脊肉 150 克，盐 2 克，酱油 4 克，香油 1 克，葱末、姜末各 5 克，植物油适量。

做法

1 猪里脊肉洗净，切丝；扁豆洗净，切丝，放沸水中焯烫，过凉，控干水分。

2 锅内倒入植物油烧热，下入肉丝炒至变色，加入葱末、姜末、酱油，放入扁豆丝，加盐翻炒均匀，淋上香油即可。

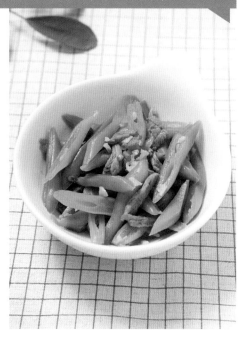

第四章 43 种特效抗癌食材速查

97

水果类

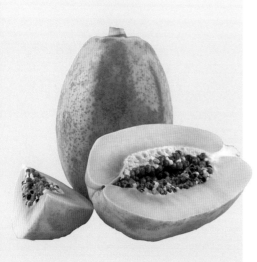

番木瓜 [番木瓜碱可帮助抑制癌细胞生长]

性味 性温，味甘、酸。

归经 归肝、脾经。

防癌抗癌营养素 番木瓜碱、维生素 C。

推荐用量 200 克 / 天。

适宜人群 大肠癌、肺癌、乳腺癌、宫颈癌等癌症患者。

优选技巧 表皮光洁，颜色绿中带黄，味道清香的木瓜质量好。另外，木瓜蒂为绿色，有白色乳汁溢出，这种木瓜比较新鲜。

番木瓜叶也能防癌

番木瓜叶也有防癌抗癌的作用。将番木瓜叶和杆洗净，切细，放入锅中，加适量水煲 1.5~2 小时，每天喝 1~2 碗即可。

🔍 防癌抗癌健康吃法

1. 番木瓜可以生吃、榨汁，也可以和蔬菜、肉类一起炖煮，但是生吃和榨汁比其他吃法的防癌抗癌效果要好。

2. 饭后进食少量木瓜，可以帮助肠道消化，减轻肠胃负担，预防便秘和消化系统癌症。

🔍 食用红灯速查

1. 番木瓜营养丰富，但是不宜食用过多，否则会产生胀气、腹泻等不适症状。

2. 体质虚弱及脾胃虚寒的人，避免冰冷后食用。

木瓜鲫鱼汤

增强身体抵抗力

材料

木瓜 250 克，鲫鱼 300 克，盐 2 克，料酒 10 克，葱段、姜片各 5 克，香菜段 3 克，植物油适量。

做法

1 木瓜去皮除子，洗净，切片；鲫鱼除去鳃、鳞、内脏，洗净，放入油锅煎至两面金黄色铲出。

2 将煎好的鲫鱼、木瓜放入汤煲内，加入葱段、料酒、姜片，倒入适量水，大火烧开，转小火煲 40 分钟，加入盐调味，撒香菜段即可。

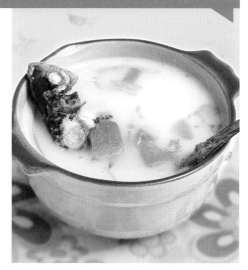

香蕉木瓜汁

帮助阻止致癌物的形成

材料

木瓜 300 克，香蕉 1 根。

做法

1 木瓜洗净去皮和子，切小块。

2 香蕉剥皮，切段。

3 将木瓜块和香蕉段放入榨汁机中，倒入适量饮用水，搅打成汁即可。

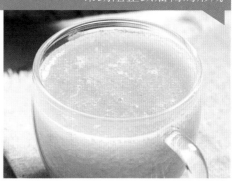

番木瓜薄荷茶

抑制癌细胞

材料

番木瓜 50 克，薄荷叶 5 片。

做法

1 番木瓜洗净，切薄片；薄荷叶洗净。

2 番木瓜薄片与薄荷叶浸在热水中制成茶即可。

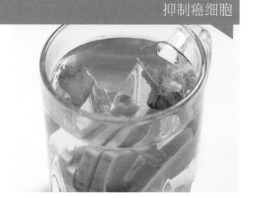

猕猴桃 [半胱氨酸蛋白酶可增强机体免疫力]

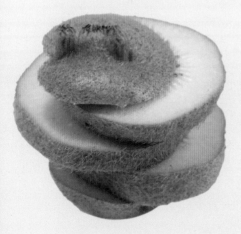

性味 性寒，味甘、酸。

归经 归胃、膀胱经。

防癌抗癌营养素 半胱氨酸蛋白酶、维生素 C、其他活性物质。

推荐用量 200 克 / 天。

适宜人群 乳腺癌、胃癌、食管癌、大肠癌等癌症患者。

优选技巧 猕猴桃首先要选择质地软，有香气，外皮略深、土黄色的；质地硬，没有香气的猕猴桃未熟。

🔍 防癌抗癌健康吃法

1.猕猴桃要熟透后再吃，生硬的猕猴桃糖分低，酸涩，刺口。

2.猕猴桃可以去皮后直接食用，也可以榨汁、做沙拉或糕点，都有利于防癌抗癌。

3.猕猴桃打成汁，加入适量蜂蜜，早、晚服用，可以起到抗癌、消肿的作用。

🔍 食用红灯速查

1.猕猴桃性寒，脾胃虚寒、泄泻者不宜多食。

2.猕猴桃不宜空腹食用，尤其是肠胃功能较弱的人群，可选择在餐后1小时后食用，这样肠胃较容易接受。

吃完烧烤不妨吃个猕猴桃

烧烤是很多人喜欢的一种美食，但烧烤食物并不健康，容易产生致癌物——亚硝胺物质。猕猴桃的维生素 C 含量很高，能够抑制致癌物亚硝胺的生成。所以吃完烧烤后吃1~2个猕猴桃有利于预防癌症。

鸡蛋水果沙拉

阻止亚硝胺的形成

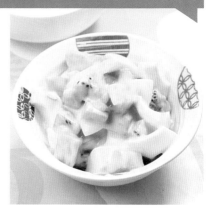

材料

猕猴桃 100 克，芒果 50 克，鸡蛋 1 个，原味酸奶适量。

做法

1 鸡蛋煮熟，切丁；猕猴桃洗净，去皮，切丁；芒果洗净，去皮核，切丁。

2 取盘，放入鸡蛋丁、猕猴桃丁、芒果丁，将原味酸奶淋在水果丁上拌匀即可。

猕猴桃枸杞大米粥

抑制癌细胞活化

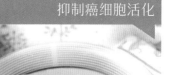

材料

猕猴桃 30 克，大米 100 克，枸杞 10 克，冰糖适量。

做法

1 大米洗净，稍微浸泡；猕猴桃去皮，切块；枸杞洗净，泡好。

2 锅中加水，加入大米，煮至米涨开变浓稠时，放入枸杞和猕猴桃块，煮 2 分钟左右，加冰糖调味即可。

猕猴桃杏汁

减轻肠道负担，增强对癌细胞的抵抗力

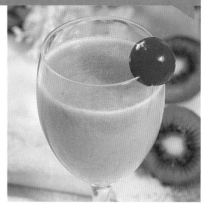

材料

猕猴桃 200 克，杏 50 克。

做法

1 将猕猴桃洗净，去皮，切小丁；杏洗净，去核，切小丁。

2 将猕猴桃丁和杏肉丁一同放入榨汁机中榨汁，倒入杯中饮用即可。

第四章 43 种特效抗癌食材速查

101

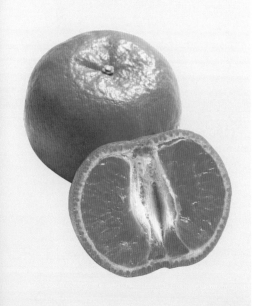

橘子 [柠檬苦素可帮助分解致癌物]

性味 性温，味甘、酸。

归经 归胃、肺经。

防癌抗癌营养素 柠檬苦素、维生素C、橙皮苷、膳食纤维。

推荐用量 200克/天。

适宜人群 胃癌、喉癌、口腔癌等癌症患者。

优选技巧 果形扁平、端正，色泽鲜亮，表皮颗粒细密，没有病虫害和裂口的橘子质量较好。

🔍 防癌抗癌健康吃法

1.橘子带皮榨取果汁更有利于防癌抗癌，因为这样可以将橘子皮和核绞碎，各种营养物质都溶在果汁中。

2.橘子越甜，防癌抗癌效果越好。正常情况下，外形扁平、颜色较深、果皮上的颗粒细而密的橘子比较甜。

🔍 食用红灯速查

1.橘子不宜一次食用过多，以免引起牙周炎、口腔炎等，且吃完橘子应该刷牙或漱口。

2.橘子不宜空腹食用，因为橘子含有大量的有机酸，空腹食用会刺激胃黏膜。

橘子中的网状经络作用大

橘子酸甜可口，营养价值高，食用方便，是秋、冬季节常见的水果之一。很多人在吃橘子的时候会将白色的网状经络去掉，其实这是不科学的。这层网状经络是一种中药——"橘络"，具有化痰止咳、败毒抗癌的功效。

西瓜橘子番茄汁

提高免疫力，减少致癌物与肠壁的接触

材料

橘子、西瓜各 80 克，番茄 50 克，柠檬半个，蜂蜜少许。

做法

1 橘子去皮，去子；番茄洗净，去皮，切小块；西瓜、柠檬洗净，去皮、去子，切块。

2 将橘子、番茄、西瓜、柠檬倒入榨汁机中，搅打成汁，倒入杯中，加入蜂蜜搅匀即可。

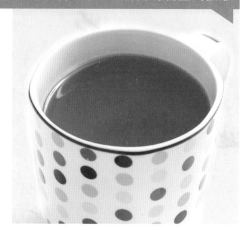

橘子油菜汁

保护基因完好，防癌抗癌

材料

橘子、油菜各 100 克，柠檬、胡萝卜各 50 克。

做法

1 胡萝卜洗净，去皮，切小块；油菜洗净，入沸水烫一下，捞出过凉，切小段；橘子、柠檬均去皮和子，切小块。

2 将上述材料放入榨汁机中，加入适量饮用水搅打均匀即可。

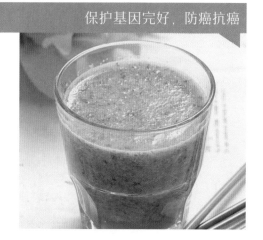

草莓橘子酸奶

抑制癌细胞的生长

材料

橘子 100 克，草莓 50 克，酸奶 200 克。

做法

1 草莓去蒂、洗净、切丁；橘子洗净（不去皮和核）、切小块。

2 将草莓丁、橘子块和酸奶一同放入榨汁机中打匀即可。

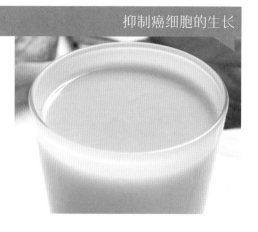

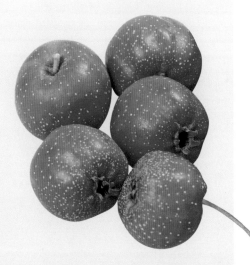

山楂 [牡荆素化合物可帮助阻断致癌物的合成]

性味 性微温，味酸、甘。

归经 归脾、胃、肝经。

防癌抗癌营养素 牡荆素化合物、维生素C、黄酮类物质。

推荐用量 100克/天。

适宜人群 消化系统癌症、宫颈癌等癌症患者。

优选技巧 色泽鲜亮有光泽，饱满，圆鼓的山楂质量较好；颜色晦暗，外皮皱缩，叶梗枯萎的山楂存放时间过久，不宜购买。

防癌抗癌健康吃法

1. 山楂最好煮熟后再吃，有利于消化吸收，起到防癌抗癌的效果。

2. 煮粥时放一些山楂可以帮助消化，辅助抗癌；炖肉时放几颗山楂可以解油腻，促进肉食消化。

食用红灯速查

1. 山楂不宜与人参等补品同食，以免降低人参的补气功效。

2. 山楂味道偏酸，脾胃虚弱和胃酸过多的人不宜食用。

3. 煮山楂不宜用铁锅，否则会降低山楂的营养价值。

4. 山楂不宜空腹食用，因为山楂含有大量的有机酸、果酸、山楂酸等物质，空腹食用会刺激胃黏膜，使胃胀满、反酸。

山楂荷叶茶理气开胃

山楂除了可以熬粥、炖肉，还可以做茶饮，帮助癌症患者理气开胃、降血脂。具体方法：准备鲜山楂15克，荷叶半张。山楂洗净，切碎；荷叶洗净，切成小块。将二者一同放入锅中煮沸后继续煮5分钟，然后去渣取汁即可。

山楂炖牛肉

提高免疫力，抑制致癌物的合成

材料

山楂 100 克，牛瘦肉 150 克，葱花、花椒粉、盐、植物油各适量。

做法

1 山楂洗净，去核和蒂；牛瘦肉洗净，切块，放入开水中焯去血水。
2 炒锅倒入植物油烧至七成热，下葱花、花椒粉炒出香味，放入牛肉块翻炒均匀，再倒入开水和山楂，用小火炖熟，加盐调味即可。

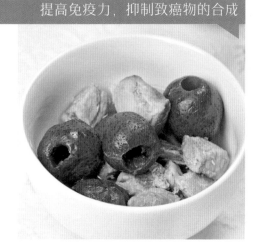

山楂麦芽粥

抑制癌细胞增殖

材料

大米 100 克，麦芽 30 克，山楂 15 克，陈皮 5 克。

做法

1 麦芽、陈皮洗净；大米洗净，用水浸泡 30 分钟；山楂洗净，去核，切块。
2 锅置于火上，加入清水烧开，放入麦芽、陈皮，大火煮 30 分钟，再放入大米煮开，加入山楂块，小火熬煮成粥即可。

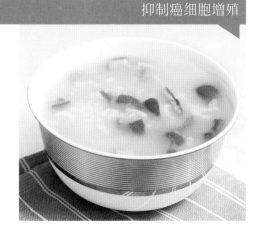

山楂红糖水

抑制致癌物的代谢活化

材料

带核鲜山楂 15 个，红糖适量。

做法

1 山楂洗净后加入适量水，小火熬煮至烂熟。
2 加入红糖，再熬煮至其成为稀糊状即可。

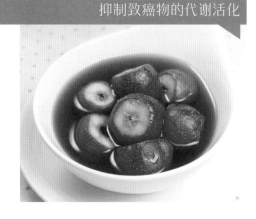

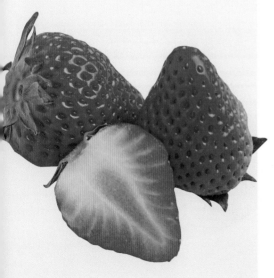

草莓 [单宁酸可帮助减少癌症发生]

性味 性凉，味甘、微酸。

归经 归脾、肺经。

防癌抗癌营养素 单宁酸、维生素C。

推荐用量 200克/天。

适宜人群 鼻咽癌、扁桃体癌、喉癌、肺癌等癌症患者。

优选技巧 颜色红嫩，形状规则，味道清香，蒂头叶片鲜绿，外表没有损坏的草莓质量好。

🔍 防癌抗癌健康吃法

1. 草莓洗净，切碎，放在酸奶中食用，每次50克，有利于防癌。

2. 草莓适合生吃，因为加热后食用会导致草莓中的维生素C受到破坏。

🛡 食用红灯速查

1. 草莓一次不宜吃得过多，否则容易使胃肠功能紊乱，导致腹泻。

2. 清洗草莓时要用流动的清水，且洗之前不要将果蒂去除，否则不仅会导致维生素C的流失，还会影响草莓的口感，不利于防癌。

3. 不要用洗洁精等清洁剂浸泡草莓，这些物质很难清洗干净，容易残留在果实中，造成二次污染。

草莓现买现吃

草莓越新鲜，维生素C的含量就越高，现买现吃是一种既简便又科学的食用方法。糖尿病患者最好将草莓整果食用。洗干净的草莓不要马上吃，最好再用淡盐水浸泡5分钟，以杀灭草莓表面残留的有害微生物。

草莓汁

抑制致癌物的合成

材料
草莓300克，蜂蜜适量。

做法
1 草莓去蒂，洗净，切小块，放入榨汁机中，加入适量饮用水搅打。
2 打好后倒出，调入蜂蜜即可。

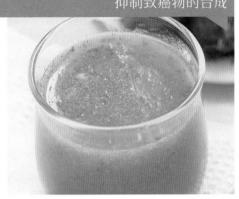

草莓薏米酸奶

促进消化，预防癌变

材料
草莓100克，薏米50克，原味酸奶200克。

做法
1 薏米洗净，用清水浸泡2小时，然后放入锅中煮熟，捞出，晾凉；草莓洗净去蒂，切成小块。
2 将薏米、草莓块、酸奶搅拌均匀即可。

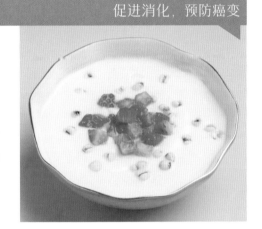

森林玫果

对抗体内自由基，防癌抗癌

材料
树莓、草莓各50克，碎冰80克，绿茶5克。

做法
1 绿茶放入杯中，倒入80~85℃的热水闷泡8分钟，将茶水过滤后晾凉；树莓、草莓洗净，去蒂，切小块，留一个草莓切两半。
2 将树莓块、草莓块、碎冰放入榨汁机中，加入茶水搅匀，喝前加入草莓。

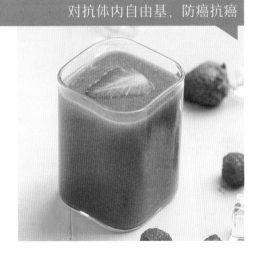

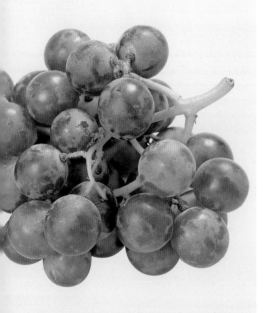

葡萄 [白藜芦醇可帮助抑制癌细胞增殖]

性味 性平，味甘、酸。

归经 归脾、肺、肾经。

防癌抗癌营养素 白藜芦醇、花青素。

推荐用量 200克/天。

适宜人群 肺癌、胃癌、白血病、乳腺癌等癌症患者。

优选技巧 选择时要挑选颗粒饱满，颗粒表面有白霜样物质的葡萄。另外，要观察果梗颜色，绿色的较新鲜，深褐色的说明存放时间较长。还可以用手拿起葡萄，如果掉粒则说明不新鲜。

吃葡萄不吐葡萄皮

葡萄皮中有很多营养物质，具有抗氧化作用的花青素和白藜芦醇主要集中在葡萄皮中，这些营养物质不仅有助于防癌抗癌，还可以软化血管、抗衰老。所以"吃葡萄不吐葡萄皮"还是有道理的。

🔍 防癌抗癌健康吃法

1. 葡萄榨汁时可以保留葡萄子。因为葡萄子中有很多抗氧化成分，直接食用不能被人体吸收，打碎后和果汁一起喝下，可以对抗皮肤衰老。

2. 葡萄干是新鲜葡萄晒制成的，在煮粥、做糕点时适当放些，有预防癌症的功效。

🔍 食用红灯速查

1. 葡萄干糖分高，糖尿病患者和肥胖人群不宜多吃。

2. 脾胃虚寒者不宜多食葡萄，以免引发泄泻。

3. 葡萄中含有有机酸，吃完葡萄后应漱口或刷牙，以免有机酸对牙齿造成腐蚀。

葡萄果酱

材料

葡萄 400 克，柠檬汁 20 克，细砂糖 30 克。

做法

1 葡萄洗净，去子。
2 将葡萄皮放入搅拌机中，加入少许水和一半细砂糖，搅打成泥状，倒出。
3 将葡萄皮泥、葡萄肉，还有另外一半细砂糖放入锅中，加柠檬汁和适量水搅匀，小火加热，熬至黏稠时关火即可。

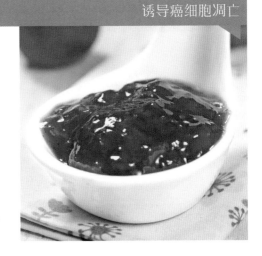

葡萄汁

清除氧自由基

材料

葡萄 250 克。

做法

1 葡萄洗净，切成两半。
2 葡萄块倒入榨汁机中，加入适量饮用水，搅打均匀后倒入杯中即可。

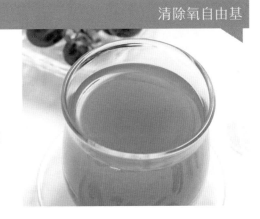

葡萄猕猴桃汁

增强机体免疫力

材料

猕猴桃 100 克，葡萄 50 克，柠檬 30 克，盐 2 克。

做法

1 葡萄连皮用盐水洗净，切成两半，去子；柠檬洗净，切块，榨汁；猕猴桃去皮，切块。
2 将葡萄块、柠檬汁、猕猴桃块一起放入榨汁机中，榨成汁后倒入杯中即可。

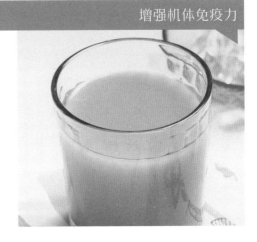

第四章 43 种特效抗癌食材速查

109

菌菇类

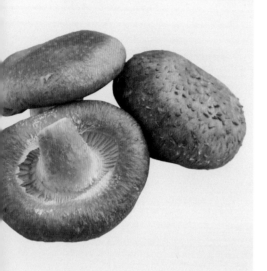

香菇焯烫后更利于
降低油脂摄入

香菇用沸水焯烫后，可以减少翻炒时的用油量，降低油脂的摄入，适合癌症患者食用。

香菇 [香菇多糖可帮助 增强免疫力]

性味 性平，味甘。

归经 归脾、胃、肝经。

防癌抗癌营养素 香菇多糖、核糖核酸、硒。

推荐用量 100克/天（鲜香菇）。

适宜人群 肺癌、宫颈癌、白血病、消化系统癌症等癌症患者。

优选技巧 好香菇为黄褐色，外表圆润、齐正，菌伞肥厚，菌伞下面的褶皱紧密、细白，菌柄短且粗壮，用手捏住菌柄有坚硬感。

🔍 防癌抗癌健康吃法

1. 干香菇在烹调前，先用80℃的水泡发，催化所含的核糖核酸成分，更有利于增强身体免疫力，起到防癌抗癌的功效；但不可浸泡过久，以免香菇的鲜味物质流失。

2. 香菇有多种食用方法，可以炒、炖、煮，也可以做粥、煲汤；可以单独食用，也可以与其他食物搭配食用。

🔍 食用红灯速查

1. 香菇中有大量的嘌呤，会增加血液中的尿酸，所以尿酸偏高的癌症患者不宜食用。

2. 脾胃寒湿、气滞者不宜食用。

蚝油香菇笋

促进消化，调节机体免疫力，预防癌症

材料

鲜香菇200克，春笋、西蓝花各100克，蚝油5克，植物油适量。

做法

1. 香菇洗净，对半切开；春笋洗净，去皮，切滚刀块；西蓝花洗净，掰成小朵。
2. 锅内倒入水烧开，分别放入香菇、春笋块和西蓝花焯烫，捞出沥干。
3. 锅内倒入植物油烧至七成热，放入香菇、西蓝花和春笋块翻炒，倒入蚝油炒匀即可。

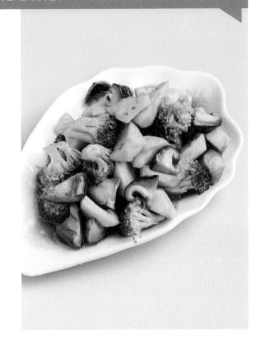

香菇蒸鸡

清除体内自由基，增强免疫力

材料

去皮鸡肉200克，水发香菇100克，香油4克，清汤、料酒、酱油各10克，葱丝、姜丝各3克，植物油适量。

做法

1. 将鸡肉洗净，切片；水发香菇洗净，切丝。
2. 将鸡片、香菇丝放入碗内，加入酱油、葱丝、姜丝、料酒、清汤抓匀，上笼蒸熟，装盘，淋上香油即可。

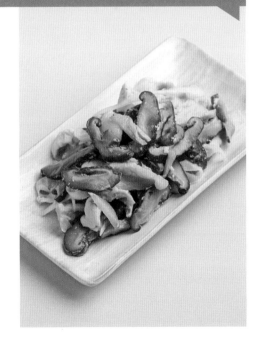

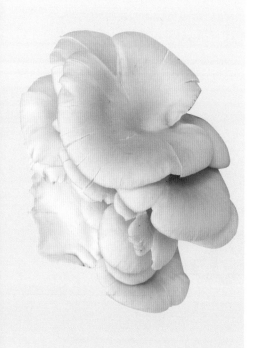

平菇 [平菇素可增强抵抗癌症的能力]

性味 性温，味甘。
归经 归脾、胃、肝经。
防癌抗癌营养素 平菇素、膳食纤维。
推荐用量 100 克 / 天（鲜平菇）。
适宜人群 胃癌、子宫癌、乳腺癌等癌症患者。
优选技巧 优质平菇片大，完整，菌伞较厚，破口较少，且菌柄较短。

🔍 防癌抗癌健康吃法

1. 平菇与豆腐一起搭配食用，既能补充蛋白质，提高免疫力，又能抑制癌细胞的生成。

2. 平菇大火炒或者做汤都是理想的吃法，这样水溶性物质可以被吃进去，防癌抗癌效果比较好。

🔍 食用红灯速查

无论是鲜平菇还是干平菇，浸泡时间都不宜过长，否则会导致营养素流失过多。

菌菇类冷冻后，口感更好，营养价值更高

菌菇类食物热量低，营养丰富，特别是冷冻后能获取到的营养成分会更多。菌菇类食物冷冻时，水分膨胀会破坏细胞壁，使菌菇中酶的活性增加，从而生成含有香味的成分。这种酶在冷冻和烹饪时会变得更活跃，进而使鸟苷酸等含量增加3~4倍。适合冷冻的有平菇、蟹味菇和金针菇。冷冻后无须解冻，直接烹饪即可。

平菇豆苗沙拉

缓解便秘，预防结肠癌

材料

豌豆苗 250 克，平菇、木瓜各 100 克，盐 3 克，橄榄油 2 克。

做法

1 平菇洗净，撕成小片，入沸水中焯一下，捞出沥干；豌豆苗洗净，入开水中焯一下，捞出沥干；木瓜洗净，去皮及子，切小块。

2 将焯好的平菇和豌豆苗放入盘中，放上木瓜块，加入盐和橄榄油拌匀即可。

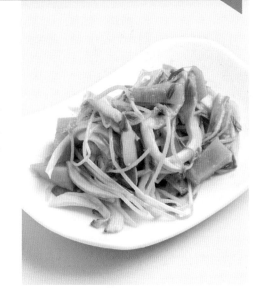

平菇丸

增强人体免疫力，抑制癌细胞生成

材料

平菇 50 克，米饭 150 克，淀粉 15 克，橄榄油 30 克，海苔、绿芥末酱各 10 克。

做法

1 平菇洗净，沥干水分，切碎粒；海苔剪长丝。

2 平底锅放入 10 克橄榄油烧至五成热，放入平菇碎粒煸炒 3 分钟至熟，盛出。

3 将米饭、海苔丝、炒好的平菇碎粒、5 克绿芥末酱混合，搅匀成丸子馅料。

4 取一片保鲜膜，用勺子舀取适量丸子馅料放在保鲜膜中间，收紧保鲜膜使馅料团成丸子状，再裹一层薄薄的淀粉。

5 平底锅内放入 20 克橄榄油，中火烧至五成热，放入平菇丸，煎 3 分钟，搭配绿芥末酱醮食即可。

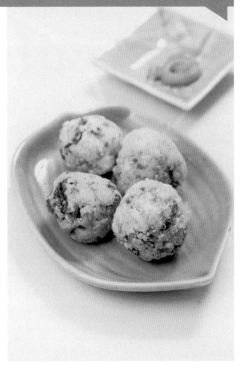

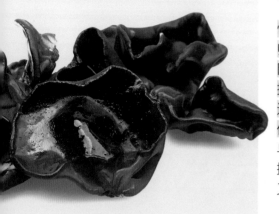

木耳 [木耳多糖可帮助
抑制癌细胞]

性味 性平，味甘。
归经 归肺、胃、肝经。
防癌抗癌营养素 木耳多糖、植物胶原。
推荐用量 100 克/天（水发）。
适宜人群 消化系统癌症患者。
优选技巧 木耳以干货较为常见，挑选时要选乌黑无光泽，朵背略微呈灰白色的木耳。用手捧一把，抖翻，若有干脆的响声，则说明又干又脆，质量较好。

🔍 防癌抗癌健康吃法

1. 木耳有多种吃法，凉拌、炒、煮、炖、做汤等都可以，但凉拌可以保留更多的营养成分，防癌抗癌效果会更好些。

2. 木耳多糖是木耳防癌抗癌的主要成分，它易受温度影响，因此烹饪时间不宜过长。

🔍 食用红灯速查

1. 木耳可以润肠通便，大便不实或便溏腹泻者不宜食用。

2. 木耳泡发后，仍然紧缩在一起的部分不宜食用。

木耳这样泡发更有利于抗癌

木耳可以用凉水或温水泡发，泡发过程中可以多换几次水，这样能更好地清除杂质，但泡发时间不宜超过2小时，以免营养素流失，降低防癌抗癌的效果。注意泡发的木耳要用沸水焯一下。

木耳拌黄瓜

促进肠道蠕动，利于致癌物的排出

材料

水发木耳、黄瓜各 150 克，醋、橄榄油各适量，盐 2 克。

做法

1 水发木耳择洗干净，入沸水中焯透，捞出沥干水分，晾凉，切丝；黄瓜洗净，切丝。

2 取小碗，放入醋、盐、橄榄油拌匀，制成调味汁。

3 取盘，放入黄瓜丝和木耳丝，淋入调味汁拌匀即可。

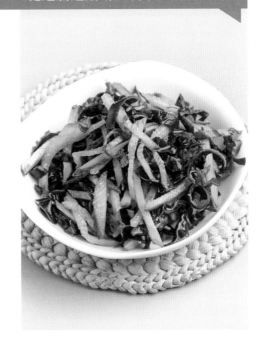

小炒木耳

补充蛋白质，提高免疫力，预防癌症

材料

水发木耳 200 克，五花肉片 100 克，葱末、姜片、蒜片、辣酱各 10 克，盐、白糖、酱油、醋、淀粉各 5 克，鸡精 3 克，植物油适量。

做法

1 水发木耳洗净，撕小朵；盐、鸡精、白糖、酱油、醋、清水、淀粉调匀制成味汁。

2 油锅烧热，小火煸香五花肉片，煸出猪油后，倒入葱末、姜片、蒜片煸香，放入辣酱，炒出酱香味，倒入木耳炒匀，加入味汁，待汁裹匀木耳即可。

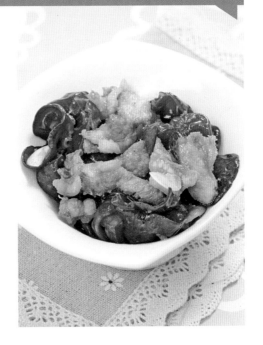

第四章 43 种特效抗癌食材速查

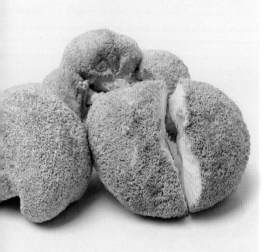

猴头菇 [多糖可帮助抑制癌细胞的生长、繁殖]

性味 性平，味甘。

归经 归脾、胃经。

防癌抗癌营养素 多糖、不饱和脂肪酸。

推荐用量 100克/天（水发）。

适宜人群 胃癌、食管癌等癌症患者。

优选技巧 新鲜的猴头菇不宜保存，所以市场上干货较多见。优质的猴头菇干货菌盖弧度饱满，颜色为黄色，外表匀称、饱满。

🔍 防癌抗癌健康吃法

1.猴头菇可以清炖，也可以与其他食物相配，如用煮、炖、炒等方法食用，抗癌效果较好。

2.猴头菇带有苦味，泡发好的猴头菇在烹制前可以先放在容器内，加入姜、葱、料酒、高汤等上笼蒸或煮制，这样做可以中和一部分苦味。

3.干的猴头菇适合用水泡发，不宜用醋泡发，且猴头菇要做得软烂才能将其营养成分更好地析出，利于人体吸收。

🔍 食用红灯速查

1.对菌类过敏者慎用。

2.猴头菇不宜多吃，避免滋补过甚，引起流鼻血、上火等症状。

猴头菇鸡汤养血益气，有利于预防癌症

猴头菇属于药膳两用的真菌，其营养价值高，深受消费者青睐。用它做鸡汤可养血益气，防癌抗癌。具体做法：准备1只鸡，切块，煮汤取汁；准备150克猴头菇，切片，然后放入汤汁中煮熟即可食用。

猴头菇炖豆腐

抗氧化，提高身体免疫力

材料

猴头菇 250 克，豆腐 300 克，盐 3 克，料酒、植物油各适量。

做法

1 猴头菇洗净，撕块；豆腐洗净，切块，在盐水中焯烫，捞出。

2 锅内倒入植物油烧热，放入猴头菇块、豆腐块煎炒片刻，加入适量清水，调入盐、料酒烧煮即可。

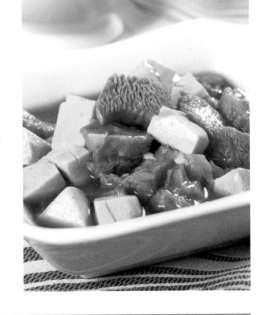

黄豆猴头菇鸡汤

抑制癌细胞的形成、生长和繁殖

材料

鸡肉 250 克，黄豆 40 克，猴头菇 30 克，茯苓 15 克，红枣 5 枚，盐 2 克。

做法

1 鸡肉洗净后切块；黄豆清水浸泡，洗净；猴头菇用温水泡软之后切薄片；茯苓、去核红枣分别洗净。

2 将上述材料放入砂锅内，加清水，大火煮沸后改用小火煮 1 小时，以黄豆软烂为度，加盐调味即可。

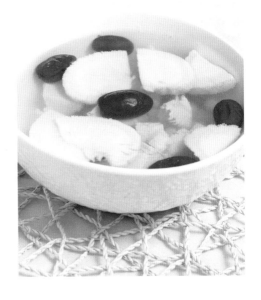

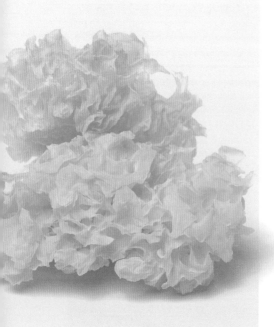

银耳 [银耳多糖可帮助抑制癌细胞生长扩散]

性味 性平，味甘。
归经 归肺、胃经。
防癌抗癌营养素 银耳多糖、硒。
推荐用量 100 克 / 天（水发）。
适宜人群 肺癌、肠癌等癌症患者。
优选技巧 优质的银耳外形圆整，花大、松散，颜色为白色或略带黄色，耳肉肥厚，没有杂质，没有酸腐味和刺鼻的味道。

🔍 防癌抗癌健康吃法

1. 银耳加适量冰糖炖煮食用，不仅可以防癌抗癌，还可以缓解放疗、化疗导致的津液亏损、口干咽燥症状。

2. 伴有高血压的癌症患者，将泡好的银耳放入蒸锅中蒸至汤汁黏稠，每天早晨服用，不但有利于控制血压，还可以防癌抗癌。

🔴 食用红灯速查

1. 银耳受潮后容易发霉变质，如果银耳出现酸腐味等异常气味，则不可再食用。

2. 湿痰咳嗽、大便不实或便溏腹泻者不宜食用。

3. 银耳不宜用沸水泡发。沸水温度高，会使营养成分损失，不利于防癌抗癌。

银耳煮熟后久放会产生致癌物质

银耳外形优美，口感嫩滑，是滋补佳品，也是凉拌、煮粥、煲汤的好食材。但过夜的银耳不宜食用。因为银耳放置时间过长，不但营养成分会减少，还会产生有害物质。银耳中硝酸盐类较多，煮熟后放置时间长了，硝酸盐就会还原成亚硝酸盐，甚至转换为致癌物——亚硝胺。所以银耳要尽快食用。

冰糖红枣银耳羹

清肠胃，抑制癌细胞扩散

材料

银耳 15 克，红枣 8 枚，冰糖 5 克。

做法

1 银耳与红枣用温水浸泡 30 分钟，银耳去蒂、撕小朵。

2 锅中加入适量清水，倒入银耳，大火煮开至银耳开始发白，加入红枣，继续大火煮 10 分钟后，改小火炖 30 分钟。

3 待银耳变得黏软，红枣味儿开始渗出，加入冰糖，搅拌均匀即可。

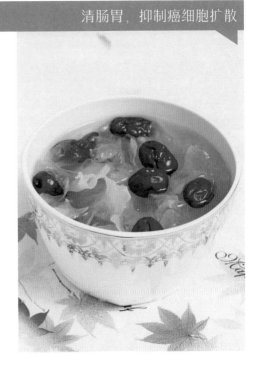

银耳绿豆粥

解毒，增强患者对放化疗的耐受力

材料

大米 60 克，绿豆 40 克，小米 30 克，山楂糕 10 克，干银耳 5 克，白糖少许。

做法

1 绿豆洗净，用水浸泡 4 小时；干银耳用水泡发，去除硬蒂，撕成小朵；山楂糕切成小丁；大米、小米分别洗净，大米用水浸泡 30 分钟。

2 锅置于火上，倒入适量清水烧开，放入大米、小米、绿豆、银耳，大火煮沸后，改小火煮至豆米开花，粥黏稠，加入白糖、山楂糕丁拌匀即可。

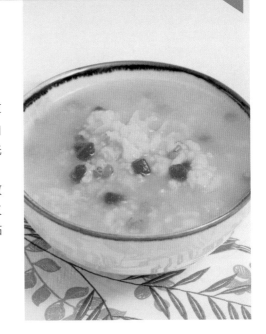

水产类

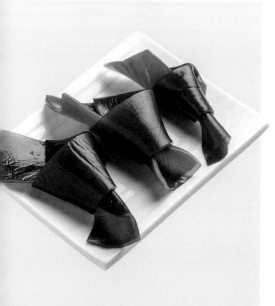

海带 [昆布多糖可帮助抑制癌细胞生长]

性味 性寒，味咸。

归经 归肝、胃、肾经。

防癌抗癌营养素 昆布多糖、碘。

推荐用量 100 克 / 天（水发）。

适宜人群 肺癌、甲状腺癌、乳腺癌等癌症患者。

优选技巧 优质的干海带表面有一层白霜，叶片宽厚，颜色为浓绿色或紫中微黄，无腐烂，无杂质，无霉变。水发海带要选择无异味，干净，无杂质的。

防癌抗癌健康吃法

1.为了让海带变软，可以用淘米水泡发海带，或者在煮海带时放入少许小苏打，还可以隔水蒸 30 分钟左右，然后在清水中浸泡一夜。

2.烹饪时，将浸泡过的海带切丝，放入沸水中，滴入 6~7 滴醋，煮 5~6 分钟，然后捞出。这样处理海带易烂，而且可以去除腥味。

食用红灯速查

1.长时间大量进食海带，会导致体内碘过多，有发生"高碘甲状腺肿"的风险。

2.脾胃虚寒、身体消瘦者不宜食用。

3.海带要尽快食用，若有剩余可以将海带放入冰箱中冷藏，否则会降低营养价值，不利于防癌抗癌。

山楂海带丝抗癌小妙招

山楂和海带都具有防癌抗癌功效，两者一起可做山楂海带丝。具体做法：准备水发海带 300 克，鲜山楂 100 克，白砂糖 30 克，葱、姜、料酒适量。将海带放入锅中，加入调料，小火炖烂，过凉后切丝，然后加入白糖搅拌均匀，山楂去核，切丝，撒在海带上即可。

凉拌海带丝

材料

水发海带丝 200 克，蒜末 5 克，香菜末、醋各适量，香油、盐各 2 克。

做法

1. 水发海带丝洗净，切段。
2. 锅置于火上，倒入适量水烧沸，加入少许醋，放入海带丝焯水，捞出过凉，沥干水分，装盘，加入醋、盐、香油拌匀，撒上香菜末、蒜末即可。

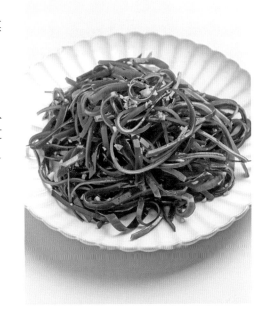

海带炖豆腐

增强人体抵抗力，预防癌症的发生

材料

豆腐 200 克，海带 100 克，盐、葱花、姜末、植物油各适量。

做法

1. 海带泡发，洗净，切块；豆腐先切大块，在沸水中煮一下，捞出晾凉后切小块。
2. 锅内倒入植物油烧热，放入姜末、葱花煸香，然后放入豆腐块、海带块，加适量清水大火煮沸，再加入盐，改用小火炖，直到海带、豆腐入味时即可出锅。

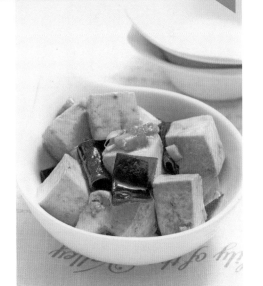

第四章　43 种特效抗癌食材速查

121

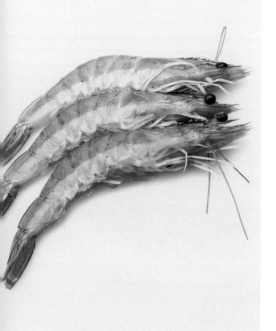

虾 [虾青素可抗氧化，增强免疫力]

性味　性微温，味甘。

归经　归肝、肾经。

防癌抗癌营养素　虾青素。

推荐用量　40克/天。

适宜人群　皮肤癌、大肠癌、甲状腺癌等癌症患者。

优选技巧　优质的虾表面富有光泽，虾体完整，虾壳较硬、有弹性，壳与肉紧密相连。若虾身较软，发红，有臭味，则不新鲜。

🔍 防癌抗癌健康吃法

1.虾最好用盐水煮，且虾易熟，一般煮几分钟后即可捞出，如果煮的时间过久会影响口感，煮熟后过冷水（可使虾的肉质更紧密）、沥干，蘸姜醋汁食用。

2.和水煮虾一样，蒸虾不仅可以减少油量的摄入，还能保持鲜嫩清口的特点。如蒜蓉蒸虾、荷叶蒸虾等，很适合癌症患者食用。

3.吃虾时应该去掉虾线。虾线是虾的消化道，其中黑色的物质是没有排泄出的废物，吃进嘴里有泥腥味，会影响食欲。

🔍 食用红灯速查

1.腐坏的虾颜色发红，身软，不可食用。

2.虾壳含有较多的钙元素，但虾壳较硬，不易消化，吸收率不高，补钙效果不理想。所以吃虾不宜带壳一起吃。

冰鲜虾不建议白灼着吃

任何海鲜都只有在高度新鲜的状态下才能做成清蒸、白灼之类的菜肴。海虾如果放在冰箱里的时间长，虾体含菌量增加，蛋白质也已经部分变性，产生胺类物质，无论怎么样都达不到活虾的口感、风味和安全性，当然也就不适合采用白灼的吃法了。不过，冰鲜的虾经高温烹炒或煎炸，也能呈现出美味。

虾仁山药

促进新陈代谢，增强身体免疫力

材料

山药 200 克，虾仁 100 克，玉兰片、银杏、水发木耳各 30 克，葱花、姜丝各 5 克，料酒 10 克，水淀粉 8 克，盐 2 克，植物油适量。

做法

1. 山药洗净，去皮，切丁；玉兰片切丁；虾仁洗净；水发木耳撕成小朵；银杏焯水。
2. 锅内倒入植物油烧热，爆香姜丝、葱花，放玉兰丁、银杏、木耳和山药丁，加入盐、料酒略炒，放入虾仁，用水淀粉勾芡即可。

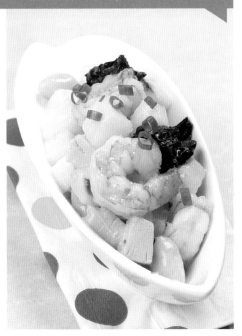

盐水虾

有助于清除自由基，抗衰老

材料

虾 300 克，葱段、姜片各 5 克，料酒 10 克，大料 1 个，花椒、盐各 2 克。

做法

1. 虾处理干净，洗净，控干水。
2. 锅置于火上，倒入清水，放入葱段、姜片、料酒、花椒、大料煮沸。
3. 将虾倒入锅内，煮 2 分钟后，加盐再煮 1 分钟关火，闷 15 分钟左右即可。

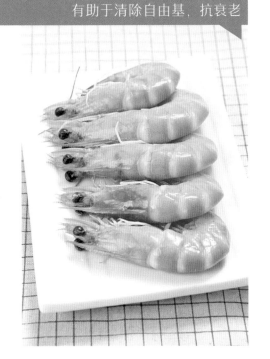

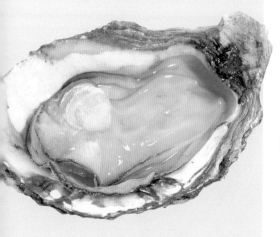

牡蛎 [锌能辅助抑制癌细胞]

性味 性平，味甘、咸。

归经 归肝经。

防癌抗癌营养素 锌、硒、鲍灵。

推荐用量 40克/天。

适宜人群 胃癌、肺癌、食管癌、乳腺癌等癌症患者。

优选技巧 个大体肥，用手触摸马上紧闭的牡蛎较新鲜。也可以用牡蛎互敲，声音坚实的质量好。

炒牡蛎时宜先焯烫

炒制牡蛎时，事先把牡蛎焯烫一下，既可以让牡蛎肉更紧致，又可以避免它在炒制过程中出水。

🔍 防癌抗癌健康吃法

1.牡蛎和豆腐、萝卜、冬瓜、粉丝等一起煲汤后食用，可以更好地保持其新鲜度，保留其营养成分。

2.牡蛎可与大米、小米等蒸成牡蛎米饭或煮成牡蛎汤食用。需要注意的是，新鲜牡蛎中含有丰富的水分，蒸饭时其中的水分会随之蒸发，因此加水量最好比平时略少一些。

3.新鲜的牡蛎洗净后，直接上锅蒸5分钟左右，食用时配上姜蒜汁，就是一道简单而又高营养的美味。

🔍 食用红灯速查

在蒸煮过程中，如果牡蛎没有张开壳，则已变质，不宜食用。

清蒸牡蛎

抑制癌细胞发育

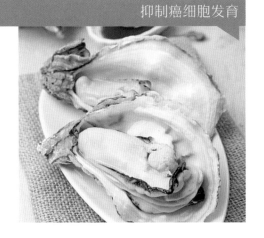

材料

新鲜牡蛎300克，生抽10克，香油3克。

做法

1 新鲜牡蛎刷洗干净；生抽加香油调成味汁。
2 锅内放水烧开，将牡蛎平面朝上、凹面向下放入蒸屉，蒸至牡蛎开口，再虚蒸3~5分钟，出锅，蘸味汁食用即可。

牡蛎豆腐汤

调节免疫力

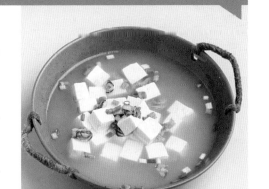

材料

净牡蛎肉150克，豆腐300克，胡椒粉、葱花各适量，盐2克。

做法

1 牡蛎肉洗净，沥干水分，放沸水中焯烫，捞出；豆腐洗净，切块。
2 锅内放适量水烧开，倒入豆腐块、盐、胡椒粉，然后将牡蛎肉入锅，煮至牡蛎肉熟，撒入葱花即可。

小米牡蛎粥

破坏癌细胞必需的代谢物质

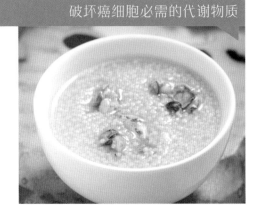

材料

小米100克，牡蛎肉50克，盐1克。

做法

1 小米洗净；牡蛎肉洗净，用盐水浸泡20分钟，捞出。
2 锅中倒入清水，将小米倒入水中煮粥，粥快煮好时将牡蛎肉放入小米粥中，继续熬煮，用小火熬一会儿加盐调味即可。

其他

猪肝 [维生素 A 可帮助阻止癌细胞形成]

性味 性温，味甘、微苦。

归经 归肝经。

防癌抗癌营养素 维生素 A、硒、铁。

推荐用量 40 克 / 天。

适宜人群 肝癌、白血病等癌症患者。

优选技巧 挑选时，要选择紫红色，有光泽，表面和切面没有水泡的猪肝；也可以用手摸一摸，有弹性，没有脓肿和硬块的猪肝质量比较好。

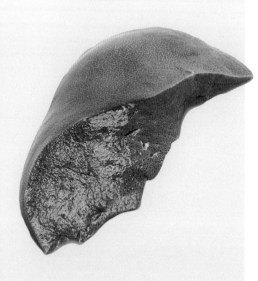

猪肝虽好，要控制好量

猪肝补铁效果好，为使猪肝中的铁更好地被吸收，建议癌症患者食用猪肝坚持少量多次的原则，每周吃1~2次，每次吃30~50克。但一定要购买来源可靠的猪肝，烹调时一定要彻底熟透再吃。

🔍 防癌抗癌健康吃法

1. 肝脏是解毒器官，鲜猪肝在烹饪前最好用流动的水冲洗 10 分钟，然后用清水浸泡 30 分钟。

2. 鲜猪肝宜现切现做，切后放置时间过长会造成营养流失，且炒熟后猪肝上会有很多颗粒凝结。猪肝切片后可以用调料和水淀粉拌匀，尽早下锅。

3. 猪肝烹调时间不宜太短，急火烹调不应低于 5 分钟，要使猪肝完全变成灰褐色，没有血丝。

🔍 食用红灯速查

猪肝的胆固醇含量较高，痛风、糖尿病以及有慢性疾病的患者慎食。

菠菜炒猪肝

补铁补血，分解体内致癌物

材料

猪肝 250 克，菠菜 150 克，姜末、酱油、料酒、淀粉、白糖各 5 克，盐 2 克，植物油适量。

做法

1 猪肝放入水中泡 30 分钟，去除血水，切片，加入姜末、酱油、料酒、淀粉拌匀腌渍 10 分钟；菠菜择洗干净，焯烫一下，控水，切段。

2 锅内倒入植物油烧热，放入猪肝大火炒至变色，放入菠菜段稍炒，加盐、白糖炒匀即可。

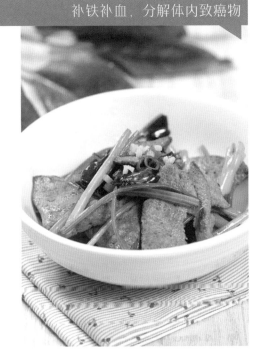

猪肝菠菜粥

补铁补血，阻止致癌物与 DNA 紧密结合

材料

新鲜猪肝 50 克，大米 100 克，菠菜 30 克，盐 3 克。

做法

1 猪肝冲洗干净，切片，入锅焯水，捞出沥水；菠菜洗净，焯水，切段；大米淘洗干净，用水浸泡 30 分钟。

2 锅置于火上，倒入适量清水烧开，放入大米，大火煮沸后改用小火慢熬。

3 煮至粥将成时，将猪肝放入锅中煮熟，再加菠菜稍煮，然后加盐调味即可。

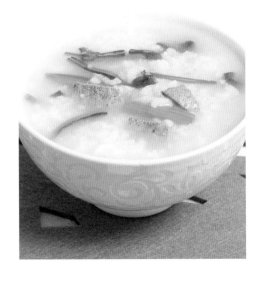

第四章 43 种特效抗癌食材速查

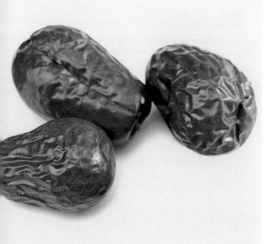

红枣 [三萜类物质可帮助抑制癌细胞增殖]

性味 性温，味甘。

归经 归脾、胃、心经。

防癌抗癌营养素 三萜类物质。

推荐用量 3枚/天。

适宜人群 肠癌、胃癌、肝癌等癌症患者。

优选技巧 挑选红枣时可以用手捏一下，外皮柔软，果肉饱满的枣质量好。

🔍 防癌抗癌健康吃法

1. 红枣可以生食，也可以煮粥、做汤、蒸饭。煮前将红枣切开，或者在表皮划几道，这样有利于三萜类物质发挥防癌抗癌的功效。

2. 红枣皮中虽然含有丰富的维生素，但是不易消化，容易加重肠胃负担，因此吃红枣时要细嚼慢咽。

🔍 食用红灯速查

1. 红枣不宜吃太多，尤其是糖尿病患者和有牙齿疾病的患者，因为红枣含糖量高，对牙齿有一定危害。

2. 有黄疸、肿胀的人群不宜食用。

3. 红枣不可与退热的药物一起食用。

山药蒸红枣健脾养胃

滋补脾胃的甘味食物中，山药为首选，其性温，富含黏蛋白，能保持血管弹性。跟红枣搭配，可强化健脾养胃的功效。红枣和山药搭配一起的做法很多，或蒸或煮，甜咸皆宜。

山楂红枣莲子粥

抑制癌细胞生长

材料

大米100克，山楂肉50克，红枣10枚，莲子30克，红糖5克。

做法

1 大米洗净，用水泡30分钟；红枣、莲子分别洗净，红枣去核，莲子去心。

2 锅内倒入适量清水大火烧开，加入大米、红枣和莲子煮沸，等莲子煮熟烂后放入山楂肉，熬煮成粥，加入红糖搅拌均匀即可。

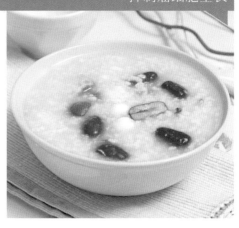

桂圆红枣粥

补血益气，诱导癌细胞凋亡

材料

糯米100克，桂圆肉20克，红枣10枚，红糖5克。

做法

1 糯米淘洗干净，用水浸泡4小时；桂圆肉去杂质，洗净；红枣洗净，去核。

2 锅置于火上，加入适量清水烧开，放入糯米、桂圆肉、红枣，用大火煮沸，转小火熬煮成粥，加入红糖搅匀即可。

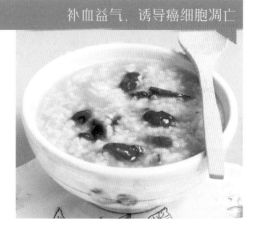

小米红枣豆浆

抑制癌细胞增殖

材料

红枣3枚，小米30克，黄豆50克。

做法

1 黄豆用清水浸泡8~12小时，洗净；小米用清水浸泡2小时，洗净；红枣洗净，去核，切碎。

2 把上述食材一同倒入全自动豆浆机中，加水至上、下水位线之间，按下"豆浆"键，煮至豆浆机提示豆浆做好即可。

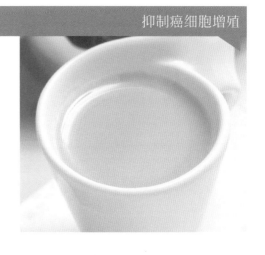

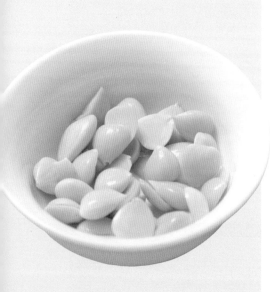

苦杏仁 [苦杏仁苷可帮助抗癌]

性味 性微温，味苦。

归经 归肺、大肠经。

防癌抗癌营养素 苦杏仁苷、维生素 C、多酚。

推荐用量 25 克 / 天。

适宜人群 食管癌、肺癌等癌症患者。

优选技巧 苦杏仁要挑选颗粒饱满、肥厚、匀称，顶端尖、基部圆，颜色为黄棕色的。如果外表出现小洞或斑点则不宜食用。

🔍 防癌抗癌健康吃法

1.苦杏仁可以防癌抗癌，但它自身带有毒性，如果食用不当或食用过量会导致中毒。食用前将苦杏仁煮熟或炒熟可以减少甚至消除毒素。

2.苦杏仁的表皮和尖部毒素较大，所以在食用前一定要去尖去皮。

3.苦杏仁可以与蔬菜、肉类一同烹饪做菜煲汤，也可以在熬粥时加入，还可打成豆浆、做成糕点食用。这些食用方法都可以起到辅助防癌抗癌的功效。

🔍 食用红灯速查

1.苦杏仁不可以生吃，也不宜一次吃太多，否则不但会引起中毒，还会伤及脾胃。

2.阴虚咳嗽、大便溏泄的患者不宜食用。

苦杏仁薏米粥

苦杏仁与薏米一起煮粥可以镇咳平喘，增强免疫力，防癌抗癌。具体做法：薏米30 克，苦杏仁 10 克，冰糖适量。杏仁洗净去皮；薏米淘洗干净，浸泡 2 小时。锅置于火上，加入适量清水，大火煮开，然后加入薏米、杏仁煮开，转小火煮至熟，加入冰糖煮至化开即可。

萝卜杏仁汤

材料

白萝卜、胡萝卜各100克，猪瘦肉50克，苦杏仁、蜜枣各10克，香油2克，盐适量。

做法

1 白萝卜、胡萝卜均洗净，切块；猪瘦肉洗净，切块；苦杏仁、蜜枣均洗净。

2 将萝卜块、苦杏仁、猪瘦肉块、蜜枣一起放入汤锅中，加适量清水，大火煮沸后转小火煲30分钟，加盐调味，淋上香油即可。

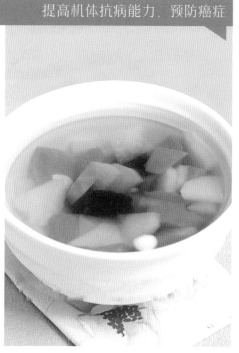

鹌鹑苦杏仁粥

材料

鹌鹑肉、大米各100克，桂圆15克，苦杏仁、料酒、酱油各10克，盐2克。

做法

1 鹌鹑肉洗净，切块，加料酒、酱油腌渍入味；大米洗净，用水浸泡30分钟。

2 锅置于火上，加清水烧沸，放入大米、桂圆、鹌鹑肉块、苦杏仁，大火煮沸后转小火熬至粥熟，加盐调味即可。

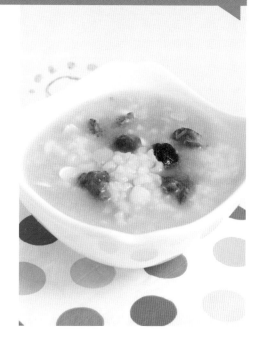

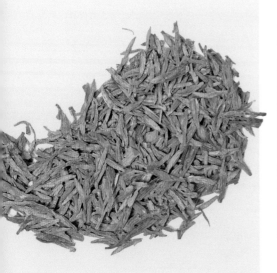

绿茶 [茶多酚可帮助诱导癌细胞凋亡]

性味 性微寒，味微苦、甘。

归经 归心、肝、肺、胃、膀胱、大肠经。

防癌抗癌营养素 茶多酚、儿茶素。

推荐用量 5~10克/天。

适宜人群 乳腺癌、口腔癌、膀胱癌、前列腺癌、胃癌等癌症患者。

优选技巧 绿茶挑选时要注意观察颜色，烘青的应为深绿色，炒青的应为黄绿色。如果绿茶颜色灰暗，呈深褐色，则不宜购买。

🔍 防癌抗癌健康吃法

1. 绿茶要现喝现泡。绿茶和水的比例以1:50为佳，也就是3克的绿茶要用150毫升的水来冲泡，且水温为85℃最合适。这样冲泡绿茶不仅浓淡合适，还可以避免茶多酚被破坏，有利于预防癌症。

2. 淡茶热饮抗癌效果较好。

🔴 食用红灯速查

1. 绿茶不可送服药物，且服药1小时前后不宜饮茶。

2. 隔夜茶容易滋生细菌，不宜饮用，以免引发中毒。

3. 空腹不宜饮浓茶，以免抑制胃液分泌，影响食欲。

绿茶娃娃菜

绿茶有防癌抗癌的功效，但大部分人是将绿茶作为饮品，其实绿茶除了做饮品还可以用来做菜，同样可以起到预防癌症的功效。

准备娃娃菜200克，绿茶、枸杞子各5克，熟海带丝20克，葱段、姜片、胡椒粉各适量，盐2克。将娃娃菜洗净，焯水过凉；绿茶用开水泡好；枸杞子泡发。锅内倒入植物油烧热，用葱段、姜片炝锅，下娃娃菜、枸杞子炒匀，加水，放盐、胡椒粉调味。熟海带丝放入盘底，上面摆好娃娃菜，原汤撇净浮沫和葱、姜，倒入绿茶水，浇在菜上即可。

绿茶大米豆浆

清除自由基，保护细胞膜

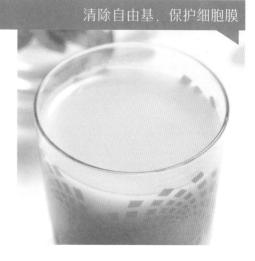

材料

大米 50 克，黄豆 40 克，绿茶 8 克。

做法

1 黄豆用清水浸泡 8~12 小时，洗净；大米淘洗干净，用清水浸泡 2 小时；绿茶冲泡成茶汤。

2 将黄豆、大米倒入全自动豆浆机中，加水至上、下水位线之间，按下"豆浆"键，煮至豆浆机提示豆浆做好，过滤后加茶汤搅匀即可。

大黄绿茶

减少脂肪沉积，抗击癌症

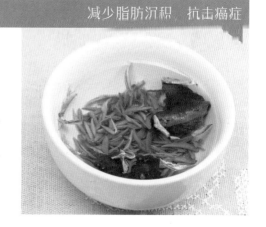

材料

大黄片、绿茶各 5 克，醋适量。

做法

1 人黄片加醋醮匀，微火炒至稍变色即可。

2 将大黄片、绿茶加开水浸泡 2~3 分钟，温时分 3 次饮用。

决明子绿茶

增强免疫力

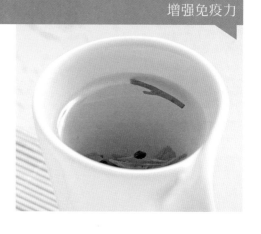

材料

决明子、绿茶各 5 克。

做法

1 将决明子用小火炒至香气溢出时取出，放凉。

2 将炒好的决明子、绿茶一同放入杯中，冲入 85℃水，浸泡 3 分钟后即可饮用。

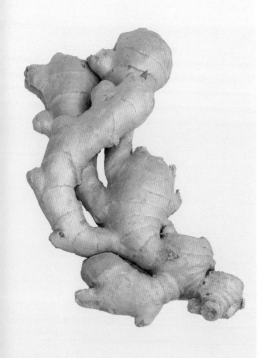

姜 [生姜酚可帮助 预防细胞癌变]

性味 性温，味辛。

归经 归肺、胃经。

防癌抗癌营养素 生姜酚、姜辣素。

推荐用量 10克/天。

适宜人群 胃癌、食管癌、肺癌、宫颈癌等癌症患者。

优选技巧 正常的生姜表皮粗糙，颜色发暗；表皮干净、鲜亮，颜色浅的生姜极有可能是用硫磺熏过的。可以用手捏一捏，软的生姜说明存放时间长，不新鲜。

姜具有止呕作用

姜是"呕吐圣药"，消化系统癌症患者和化疗患者服用生姜可以起到止呕的效果。具体做法：把姜榨成汁，滴在舌头上，缓缓咽下；也可以把姜片含在口中；或者用姜煮汤代茶饮。

🔍 防癌抗癌健康吃法

1. 用干姜和乌梅一起煮汤，加入少量白糖饮用，有利于胃癌患者的术后恢复。

2. 食管癌患者喝点姜汁，能够缓解痰涎堵塞的症状。

3. 咀嚼姜片可以帮助肺癌患者清除肺中淤积的痰。

🔴 食用红灯速查

1. 姜不能一次食用过多，以免姜辣素刺激肾脏，并引起口干、咽痛、便秘等症状。

2. 腐烂后的姜会产生黄樟素，这是一种毒性很强的有机物，会使干细胞坏死，从而引发肝癌，所以腐烂的姜不可食用。

子姜肉丝

材料

猪里脊肉丝150克，子姜丝50克，盐2克，水淀粉25克，料酒、葱丝各10克，酱油5克，鲜汤20克，香油少许，植物油适量。

做法

1 猪里脊肉丝放入盐、水淀粉、料酒中拌匀上浆后腌制10分钟；将盐、水淀粉、料酒、酱油、鲜汤放入碗中，调匀成芡汁。

2 锅内倒入植物油烧热，放入肉丝滑散，加入姜丝、葱丝炒至断生，勾芡，淋上香油炒匀即可。

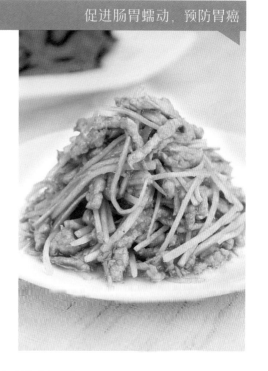

生姜红糖水

材料

鲜姜20克，红枣4枚，红糖5克。

做法

1 红枣洗净；鲜姜切片。

2 锅置于火上，放入红糖、姜片、红枣和适量清水，大火烧开后转小火煎15~20分钟，离火，趁热饮用即可。

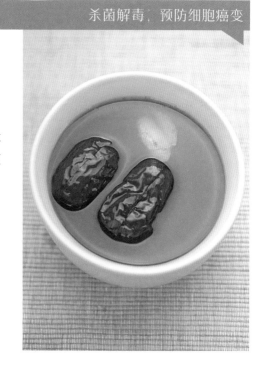

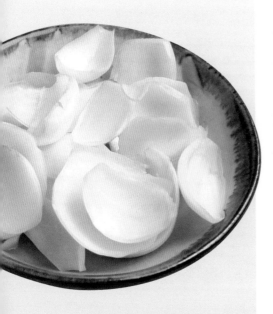

百合 [秋水仙碱可帮助诱导癌细胞凋亡]

性味 性微寒，味甘。
归经 归心、肺、胃经。
防癌抗癌营养素 秋水仙碱。
推荐用量 10克（干）/天。
适宜人群 白血病、肺癌等癌症患者。
优选技巧 优质的干百合质硬且脆，折断后断面有角质样，较光滑。

🔍 防癌抗癌健康吃法

1. 百合可以煮粥、凉拌、炒食、做汤。百合与大米煮粥，加入适量蜂蜜或糖，可以润肺生津，增强体质，缓解放疗的不良反应，同时抑制癌细胞生长。

2. 鲜百合剥掉鳞片，去掉外层的薄膜，洗净后用沸水浸泡，可以去掉苦涩。

3. 百合最适宜秋季食用，这个季节的新鲜百合食疗效果较好。

🔍 食用红灯速查

1. 有风寒咳嗽、伤风感冒、大便溏泄、腹泻不止症状的患者不宜食用。

2. 肾阳衰退者不宜食用，以免加重肾虚的症状。

银耳百合雪梨汤

银耳百合雪梨汤是很多人喜欢的一款汤品，具有生津止咳、滋阴润肺、防癌抗癌的功效，具体做法：雪梨2个，洗净，去皮，去核，切小块；水发银耳100克，撕成小朵；干百合20克，用水泡软；枸杞子10克；冰糖适量。先将银耳放入锅中，加水，大火烧开，随后转小火，将银耳煮至软烂；然后将其他材料一起放入锅中，继续小火慢炖，直到梨块软烂即可。

百合红豆汤

缓解癌症患者下肢水肿症状

材料

红豆 50 克，莲子 30 克，干百合 5 克，陈皮 2 克，冰糖 10 克。

做法

1 红豆和莲子分别洗净，用水浸泡 2 小时，莲子去心；干百合泡发，洗净；陈皮洗净。

2 锅中倒入水，放入红豆大火烧沸，转小火煮约 30 分钟，放入莲子、陈皮煮约 40 分钟，加入百合继续煮约 10 分钟，加入冰糖煮至化开搅匀即可。

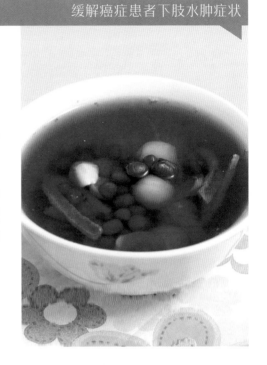

百合粥

润肺止咳，诱导癌细胞凋亡

材料

糯米 80 克，大米 20 克，干百合 10 克，去心莲子 50 克，白糖 5 克。

做法

1 糯米洗净，用水浸泡 4 小时；大米洗净，用水浸泡 30 分钟；干百合洗净，泡软；莲子洗净。

2 锅置于火上，倒入水烧开，放入糯米、大米大火煮软，加入莲子后小火熬煮 20 分钟，放入百合再煮约 10 分钟，加入白糖调味即可。

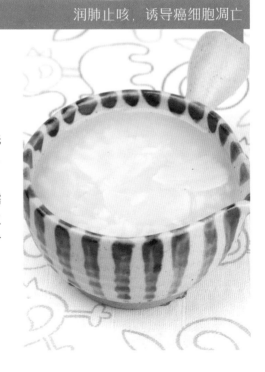

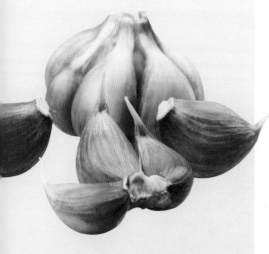

大蒜 [大蒜素可帮助激活 体内免疫物质活性]

性味 性温，味辛。

归经 归脾、胃、肺经。

防癌抗癌营养素 大蒜素。

推荐用量 10 克 / 天。

适宜人群 胃癌、大肠癌、直肠癌、乳腺癌等癌症患者。

优选技巧 优质的大蒜头大，外形圆润，蒜瓣大小均匀，无破损，捏上去硬实、不软塌。

腊八蒜

材料

大蒜 200 克，米醋 300 克，白糖 20 克。

做法

1 大蒜去皮，切掉顶头部分，将处理后的蒜放入干净的小罐子里。

2 在装好大蒜的小罐子里倒入米醋，没过蒜，放入白糖，然后将小罐子口密封好，放在阴凉通风处，大概 15 天即成。

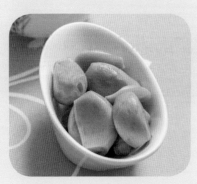

🔍 防癌抗癌健康吃法

1. 大蒜素是大蒜的主要抗癌物质，将大蒜切成片，在空气中暴露 15 分钟，与空气中的氧气相结合，大蒜素才能出现。

2. 大蒜宜生吃，不宜加热。因为加热会使杀菌、抗菌的有机硫化物减少，不利于防癌抗癌。

🔍 食用红灯速查

1. 食用过多的大蒜会影响 B 族维生素的吸收，也会刺激眼睛，引发眼睑炎、眼结膜炎。

2. 空腹不宜食用大蒜，否则会使胃黏膜受损，引发急性胃炎、胃溃疡、十二指肠溃疡等。

第五章

11 种防癌抗癌
药食两用中药材速查

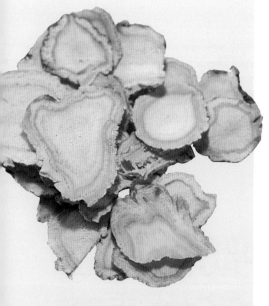

人参 [人参多糖可帮助抑制癌细胞增殖]

性味 性平，味甘、微苦。

归经 归脾、肺、心经。

防癌抗癌营养素 人参皂苷、人参多糖。

推荐用量 1~3克/天。

适宜人群 中、晚期癌症患者或广泛转移者，以及手术或放、化疗后的癌症患者。

优选技巧 以身长、支粗大、浆足、纹细、根茎长且较光滑、无茎痕及珍珠点、参形完整、有光泽者为佳。

人参茯苓二米粥

材料

小米、大米各50克，山药30克，茯苓15克，人参3克。

做法

1 人参、茯苓、山药均洗净，焙干，研成细粉；小米、大米分别淘洗干净，大米用水浸泡30分钟。

2 锅置于火上，倒入清水烧开，放入小米、大米，加入人参粉、茯苓粉、山药粉，用小火炖至米烂成粥即可。

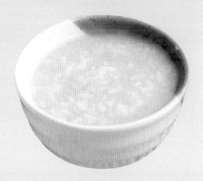

🔍 防癌抗癌健康吃法

1. 含服。直接含服人参片3克，可有效对抗癌症。

2. 磨成粉末吞服。将人参烘干研末，每次2克，温开水送服。能够补气益虚，增强身体抵抗力。

3. 煮粥。和其他食材一起煮粥食用，能有效发挥人参中的防癌抗癌作用。

🔍 食用红灯速查

1. 血压偏高的癌症患者慎用人参，以免使血压升高。

2. 服人参后，不可饮茶，免使人参的作用受损。

灵芝 [灵芝多糖可帮助提高免疫力]

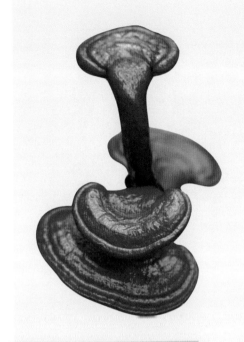

性味 性平，味甘。

归经 归心、肺、肝、肾经。

防癌抗癌营养素 灵芝多糖。

推荐用量 6~12克/天。

适宜人群 脑癌、肺癌、乳腺癌、直肠癌等癌症患者。

优选技巧 以菌盖个大、菌柄长、质坚实、光泽如漆者为佳。

🔍 防癌抗癌健康吃法

1. 泡茶。将灵芝洗净切碎块，放入杯内，开水冲泡后饮用，可帮助癌症患者提高机体免疫力。

2. 煲汤。取灵芝、木耳、银耳各6克，蜜枣6枚，猪瘦肉200克。灵芝洗净切片，放入砂锅内，清水浸泡30分钟；猪肉洗净切块，放入砂锅中；木耳、银耳泡发，撕成小朵，同蜜枣一同放入砂锅中。开大火煮沸后转小火持续沸腾1小时。这款汤有滋补肺、胃，预防癌症的功效。

🔍 食用红灯速查

1. 感冒伤寒的癌症患者不宜食用灵芝，以免加重感冒。

2. 灵芝不宜长期服用，否则会出现腹泻、皮疹等症状。

灵芝茶

材料
灵芝干品3~5片。

做法

1 把灵芝片剪成小块，放入茶杯内。

2 倒入沸水，盖上盖子闷10分钟，可以代茶饮。

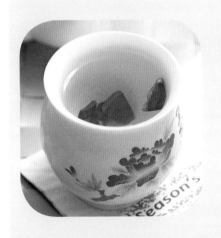

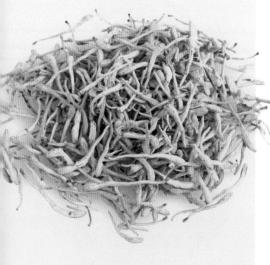

金银花 [绿原酸可帮助降低致癌物的利用率]

性味 性寒，味甘。

归经 归肺、胃、心经。

防癌抗癌营养素 绿原酸。

推荐用量 10~20克/天。

适宜人群 肺癌、鼻咽癌、腮腺癌、白血病、妇科癌症以及有发热症状的癌症患者。

优选技巧 正品金银花长2~3厘米，表面呈黄白色或绿白色，气清香，味淡、微苦。

金银花茶

材料
金银花15克，茉莉花、冰糖各5克。

做法
1 将金银花、茉莉花一起放入杯中，倒入沸水，盖上盖子闷泡5分钟。
2 加入冰糖调味后即可饮用。

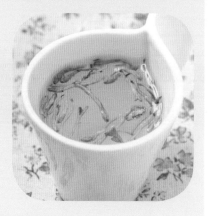

🔍 防癌抗癌健康吃法

1. 煎服。取6~15克的金银花煎服，可以促进白细胞的吞噬作用，帮助抗癌。

2. 泡茶。金银花可以单独泡茶，也可以与枸杞、茉莉花等一起泡茶，能够帮助预防癌症。

🔍 食用红灯速查

1. 金银花性寒，脾胃虚寒的癌症患者不宜食用，否则不利于身体健康。

2. 金银花泡茶要趁热喝，凉饮容易拉肚子；金银花也不宜长期饮用，以免加重脾胃负担。

冬虫夏草 [虫草多糖可促进淋巴细胞转化，增强免疫力]

性味 性温，味甘。

归经 归肺、肾经。

防癌抗癌营养素 虫草多糖。

推荐用量 1~5克/天。

适宜人群 肺癌、鼻咽癌、脑癌、白血病等患者，以及体虚正气不足的晚期癌症患者。

优选技巧 以虫体肥大，菌座与虫体连接完整，菌座短，断面为纤维状，黄白色，口感微酸，闻微有腥香者为佳。

防癌抗癌健康吃法

1. 煎煮。将冬虫夏草放入锅中，煎煮6~10分钟即可。汁液做茶饮，然后吃掉冬虫夏草。有抗衰老、抗癌的作用。

2. 研末。将冬虫夏草研末，温开水送服。可以补虚损，增强身体抵抗力。

3. 炖煮。冬虫夏草与肉类一起炖煮，也可以发挥防癌抗癌的功效。

食用红灯速查

1. 冬虫夏草不宜与萝卜同食，因为萝卜不利于冬虫夏草的吸收。

2. 有风寒、风热感冒或发热症状的癌症患者不宜服用，以防助长外邪。

虫草黄芪汤

材料

冬虫夏草5克，黄芪12克，红枣2枚，猪肺50克。

做法

1 猪肺洗净，切成薄片。

2 冬虫夏草、黄芪、红枣洗净。

3 将猪肺片、冬虫夏草、黄芪、红枣一起加水炖烂即可。

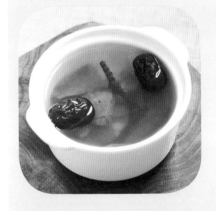

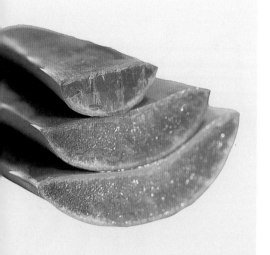

芦荟 [芦荟多糖可调节抗癌免疫力]

性味 性寒，味苦。
归经 归肝、胃、大肠经。
防癌抗癌营养素 芦荟多糖、芦荟素。
推荐用量 5～10克/天。
适宜人群 肝癌、胃癌、肠癌等癌症患者。
优选技巧 叶肉要厚实，用手轻轻一按，有硬度感的较好；芦荟刺坚挺、锋利；茎粗的较好。

芦荟西瓜饮

材料
芦荟2克，西瓜250克。

做法

1 西瓜洗净，去皮、核，切小块；芦荟洗净，切小块。

2 将上述食材倒入榨汁机中，加入适量饮用水，搅打均匀后倒入杯中即可。

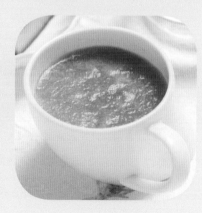

◉ 防癌抗癌健康吃法

1. 煎服。煎服常用量为9克。将芦荟放入锅中，加水将其浸没，大火煮开，然后改小火煎煮，待水分剩下一半左右即可。有抗菌、通便、抗肿瘤的作用。

2. 研末。将芦荟洗净、切片、晒干，然后磨成粉末储存，食用时用温水冲泡。用量为2～5克。同样有抗菌、通便、抗肿瘤的作用。

◉ 食用红灯速查

1 脾胃虚弱，食少便溏症状的癌症患者忌用，否则会加重症状。

2. 芦荟不宜与碱性药物（如碳酸氢钠）同食，因为芦荟在碱性药物下容易氧化而降低疗效。

茯苓 [茯苓多糖可帮助抑制癌细胞生长]

性味 性平，味甘、淡。

归经 归心、脾、肾经。

防癌抗癌营养素 茯苓多糖、茯苓素。

推荐用量 3~5克/天。

适宜人群 皮肤癌、膀胱癌、子宫癌、鼻咽癌、食管癌、胃癌、卵巢癌等癌症患者。

优选技巧 以体重坚实，外表呈褐色而略带光泽，无裂隙，皱纹深，断面色白、细腻，嚼之黏性强者为佳。

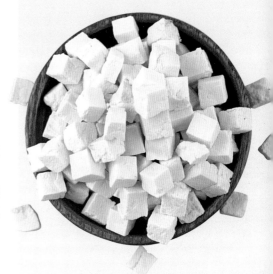

防症抗癌健康吃法

1. 煎汤。经医生指导，将茯苓与其他药物搭配，煎汤服用，可以更好地发挥茯苓辅助抗癌的功效。

2. 熬粥。茯苓营养丰富，用来熬粥不仅可以健脾安神，还可以防癌抗癌。

食用红灯速查

1. 肾虚多尿、津伤口干的癌症患者慎食，以免症状加重。

2. 茯苓不宜与醋同食，因为醋会影响茯苓的药效。

茯苓粥

材料

大米50克，茯苓5克。

做法

1 茯苓洗净，水煎取汁；大米洗净，用水浸泡30分钟。

2 锅置于火上，加入茯苓汁及适量清水，大火煮开，然后放入大米，煮至粥黏即可。

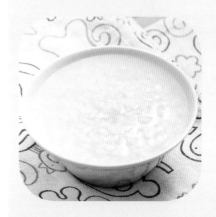

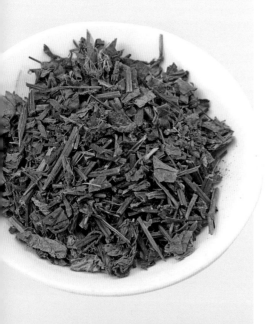

鱼腥草 ［鱼腥草素可抗病菌，增强免疫力］

性味 性微寒，味辛。

归经 归肺经。

防癌抗癌营养素 鱼腥草素。

推荐用量 5~10克/天。

适宜人群 肠癌、肺癌、肝癌、胃癌等患者，以及放疗后津液大伤的癌症患者。

优选技巧 新鲜鱼腥草以叶片茂盛、颜色翠绿、鱼腥气浓者为佳。干品则以无杂质、干燥无潮湿者为佳。

草荷茶

材料

鱼腥草干品6克，薄荷干品3克，甘草2克。

做法

1 将鱼腥草干品、薄荷干品、甘草一起放入杯子，倒入沸水。

2 盖上盖子闷泡约5分钟后饮用。

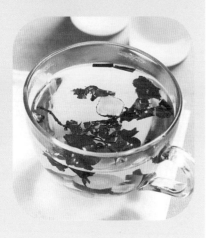

🔍 防癌抗癌健康吃法

1.泡茶。鱼腥草泡茶饮用可以杀菌、抗炎，帮助机体对抗癌症。将15克鲜鱼腥草放入杯中，用沸水冲泡，然后闷5~10分钟即可。

2.炖汤。鱼腥草与其他食材炖汤，同样可以对抗癌症。

🔍 食用红灯速查

1.体质虚寒的癌症患者不宜服用，因为鱼腥草本身性寒，体质虚寒的患者食用后会加重畏寒、肢冷等症状。

2.鱼腥草含有挥发油，不宜久煮。

白芷 [异欧前胡素可抗氧化，辅助抗癌]

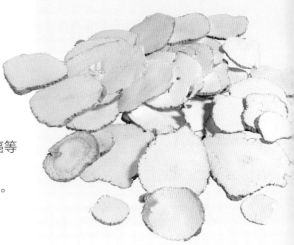

性味　性温，味辛。

归经　归肺、胃、大肠经。

防癌抗癌营养素　异欧前胡素、白当归素。

推荐用量　3~6克/天。

适宜人群　鼻咽喉、乳腺癌、骨癌、宫颈癌等癌症患者。

优选技巧　大而色纯白、无霉迹的白芷为佳。

防癌抗癌健康吃法

1. 煎服。白芷用水煎服，可以缓解鼻咽癌疼痛。

2. 研末。将白芷研成粉末，用温水送服，不仅可以解表散寒，还可以抑制癌细胞增殖。

3. 炖汤。白芷与藕或其他食物一起炖汤，可以帮助抗癌。

食用红灯速查

气虚血热的癌症患者禁用。白芷性温，气虚血热者食用后会加重血热症状。

白芷鲜藕汤

材料

白芷15克，鲜藕300克，料酒10克，香油20克，姜片，葱段，盐、鸡精各适量。

做法

1 将鲜藕去皮，洗净，切薄片。

2 将鲜藕、白芷、姜片、葱段、料酒同放炖锅内，加水炖35分钟，加盐、鸡精、香油调味即可。

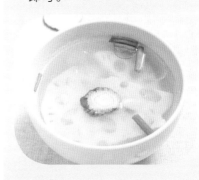

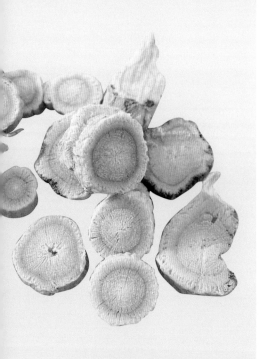

黄芪 [黄芪多糖可预防癌症]

性味 性微温，味甘。

归经 归脾、肺经。

防癌抗癌营养素 黄芪多糖。

推荐用量 5~15克/天。

适宜人群 鼻咽癌、肺癌、宫颈癌等癌症患者。

优选技巧 黄芪以圆柱形、极少分枝、上粗下细、表面灰黄色或淡褐色，有纵皱纹或沟纹，味微甜，嚼之微有豆腥味的为佳。

黄芪红枣茶

材料

黄芪15克，红枣3枚。

做法

1 将红枣泡发洗净后去核。

2 将黄芪浸泡25分钟。

3 把黄芪、红枣放入锅中，加适量水，煮沸后转小火煮20分钟。

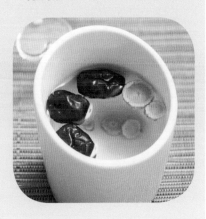

🔍 防癌抗癌健康吃法

1. 生食。黄芪直接生食，补气的同时还可以增强免疫力，帮助身体对抗癌症。

2. 泡茶。取黄芪12克，放入杯中，用热水冲泡，代茶饮，可以起到防癌抗癌的功效。

🔍 食用红灯速查

1. 有阴虚火旺、表实邪盛、食欲缺乏等症状的癌症患者不宜服用。

2. 黄芪不宜与萝卜、绿豆和强碱性食物等同食。

3. 黄芪不宜大量食用，否则会导致腹胀和食欲减退。

白术 ［挥发油可提高机体抗癌能力］

性味 性温，味苦、甘。

归经 归脾、胃经。

防癌抗癌营养素 人参皂苷、人参多糖。

推荐用量 3~15克/天。

适宜人群 食管癌、胃癌、肝癌、胰腺癌、大肠癌等癌症患者。

优选技巧 以个大、质坚实、断面为黄白色、香气浓者为佳。

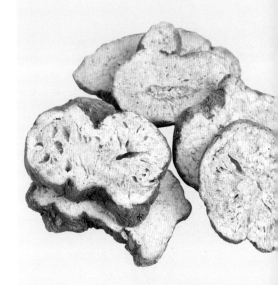

🥄 防癌抗癌健康吃法

1. 研末。将白术研成细末，温水送服，每日2次，每次2~3克。可以增强机体肌力，帮助防癌抗癌。

2. 煲汤。白术与鲫鱼等一起熬汤，同样可以辅助治疗癌症。

🔍 食用红灯速查

1. 白术性温，味苦，阴虚燥咳的癌症患者要慎用，以免症状加重。

2. 白术有补气的功效，长期服用有壅滞气机之弊，所以气机阻滞者不宜单味药长期服用。

3. 白术不宜与桃、李子、大蒜、香菜等同食。

白术鲫鱼粥

材料

白术10克，鲫鱼肉30~60克，大米30克，盐适量。

做法

1 白术洗净，用水煎汁100克。

2 将鲫鱼肉和大米一同煮粥，煮好后，倒入白术汁混合，最后加入盐调味即可。

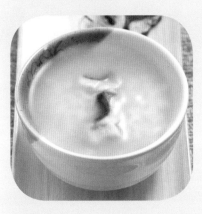

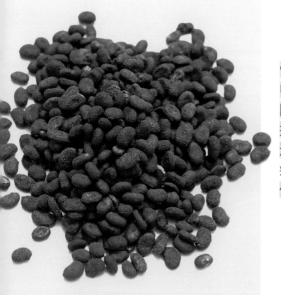

补骨脂 [补骨脂素可帮助抑制癌细胞增殖]

性味 性温，味苦、辛。

归经 归肾、脾经。

防癌抗癌营养素 补骨脂素。

推荐用量 10~15克/天。

适宜人群 肾癌、肠癌、食管癌、甲状腺癌等癌症患者。

优选技巧 果实扁圆状呈肾形，一端略尖为佳。

补骨脂乌贼汤

材料

补骨脂9克，墨鱼50克，红枣2枚，盐2克，葱花、姜末各5克，鸡精1克。

做法

1 将墨鱼处理干净，切丝。

2 将补骨脂水煎取汁，去渣，放入墨鱼、红枣，煮至墨鱼熟后，加入盐、鸡精、葱花、姜末调匀即可。

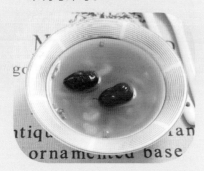

🔍 防癌抗癌健康吃法

1. 煲汤。补骨脂与一些家常食材搭配煲汤，可以发挥防癌抗癌的功效。

2. 煎服。取6~15克补骨脂，用水煎服，可以温脾补肾，有利于预防肾癌、肠癌等疾病。

🔍 食用红灯速查

1. 补骨脂性温，味苦、辛，有阴虚火旺、内热作渴等症状的癌症患者忌食，以免导致上火、便秘等。

2. 有胃出血、急性胃炎的患者不宜大量内服。

第六章

15 种高发癌
调理饮食方案速查

肺癌：止咳化痰，润肺生津

绝大多数肺癌起源于支气管黏膜上皮，故也称为支气管肺癌，是发病率和死亡率增长最快、对人们健康和生命威胁最大的癌症之一。肺癌患者由于呼吸系统的损伤，可能或多或少导致消化系统的吸收能力减弱和食欲下降，所以要注意补充营养。

🔍 肺癌患者饮食速查

1. 饮食宜清淡、细软、易消化。肺癌患者因消化系统的吸收能力下降，宜吃些清淡、细软、易消化的食物为身体补充营养。患者的饮食流程应该是流质饮食→半流食→软饭。

2. 吃些止咳化痰的食物。肺癌患者经过手术、放疗后，肺功能减弱，常感到呼吸困难，出现干咳、咳泡沫痰或者痰中带血等症状，应多食化痰止咳的食物，如梨、莲子、百合、白萝卜、松子等。

3. 吃些润肺生津的食物。放疗后，肺癌患者津液大伤，还应该多吃清热润肺生津的食物，如藕、百合、银耳、莲子、茼蒿、冬瓜、鱼腥草、梨等。

4. 补充维生素 C。多食富含维生素 C 的食物，如南瓜、番茄、红枣等，可以帮助大便保持通畅，并预防感冒。

5. 食物宜少而精。化疗期间，可能会出现恶心、呕吐、腹泻、食欲缺乏等胃肠道反应，导致患者食量下降。因此，患者应选择高热量、高蛋白的食物，且保证饮食多样化。需要注意，如果患者因呕吐无法正常进食，可在医生的建议下采用静脉辅助注射葡萄糖、氨基酸、蛋白质等。

> **对肺癌患者有益的食物**
>
> 有养阴润肺作用的食物，如苦杏仁、海蜇、百合、荸荠等。
>
> 有镇咳化痰作用的食物，如藕、莲子、鸭梨、山药、百合、萝卜、橘皮、橘饼、琵琶、冬瓜、丝瓜等。
>
> 发热的肺癌患者可以选用黄瓜、冬瓜、苦瓜、莴苣、茄子、西瓜、菠萝、柠檬等。
>
> 咯血的肺癌患者可以选用青梅、藕、甘蔗、海蜇、海带、荞麦、牛奶、牛奶等。

鲜藕粥

材料

莲藕 100 克，糯米 80 克，冰糖 5 克。

做法

1 将莲藕去皮，洗净，切小块；糯米洗净后用水浸泡 4 小时。

2 锅内加适量清水烧开，加糯米、莲藕块，大火煮开后转小火煮 40 分钟，加冰糖煮 5 分钟，至冰糖化开即可。

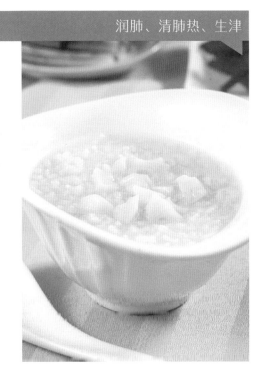

银耳雪梨羹

材料

干银耳 5 克，杏仁 10 克，雪梨 1 个，蜜枣、枸杞子、陈皮各适量。

做法

1 银耳用清水泡发，去黄蒂，撕成小块；雪梨洗净，去皮、去核，切小块；杏仁洗净。

2 锅内倒入适量水，加入陈皮，待水煮沸后放入银耳、雪梨块、杏仁、枸杞子和蜜枣，大火煮 20 分钟，转小火继续炖煮约 1 小时即可。

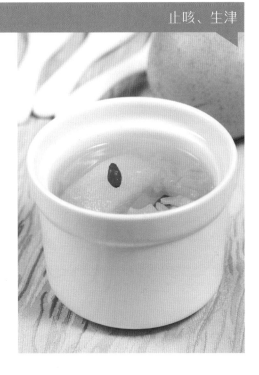

胃癌：清淡少盐，细嚼慢咽

我国胃癌的发病率非常高，仅次于肺癌，居第二位，其死亡率居第三位。胃癌源于胃黏膜上皮细胞，它的发病原因与高盐饮食、食用腌制食物等饮食习惯密切相关。所以，胃癌患者一定要做好饮食调理。

胃癌患者饮食速查

1. 饮食清淡、少盐。 经过化疗的胃癌患者肠胃受损，而高盐食物会损伤胃黏膜，所以癌症患者要少吃坚硬、油炸、腌制食物等。另外，患者在进食时要细嚼慢咽，以免加重胃部负担。

2. 饮食要宜消化。 经过手术的胃癌患者肠胃功能降低，出院后要多吃易消化的食物，如面条、包子、粥等。

3. 补充维生素 A。 维生素 A 可以逆转皮质类固醇对伤口愈合的抑制作用，有利于伤口愈合，经过手术治疗的胃癌患者可以适当增加富含这类营养素的食物，如动物肝脏、绿叶蔬菜、胡萝卜、番茄等。

4. 多吃抗氧化的食物。 抗氧化食物可以帮助阻止癌细胞生成，从而起到抗癌的作用。这类食物有玉米、番茄、木耳、香菇、西蓝花、圆白菜等。

胃癌患者手术后进食要循序渐进

刚刚经历手术的胃癌患者，胃肠功能大幅减弱，饮食要循序渐进。术后第1~2天需禁食，排气后方可进食少量清流质食物，适量喝水；术后第3~5天，可以进清流质食物；术后1周可吃流质饮食；术后第2周可以吃半流质食物。另外，术后患者要少食多餐，每天可进食6~7次，且每餐需定时定量。

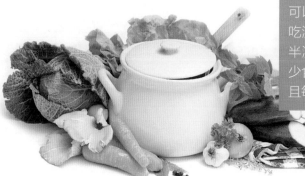

番茄炒嫩玉米

增强体质，养脾胃

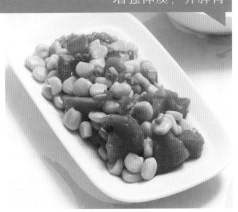

材料

番茄、甜玉米粒各 200 克，葱花、盐、白糖各 3 克，植物油适量。

做法

1 甜玉米粒洗净，沥干；番茄洗净，去皮，切丁。

2 锅置于火上，倒入植物油烧热，放入番茄丁、玉米粒炒熟，加入盐、白糖调味，撒上葱花即可。

红豆米粥

健胃消食，缓解食欲不振

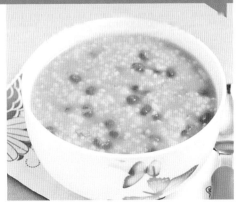

材料

红豆、小米各 50 克，大米 30 克。

做法

1 红豆洗净，用清水泡 4 小时，再蒸 1 小时至红豆酥烂；小米、大米分别淘洗干净，大米用水浸泡 30 分钟。

2 锅内倒入水大火烧开，加小米和大米煮沸，转小火煮 25 分钟左右成稠粥，倒入红豆煮沸，搅拌均匀即可。

胡萝卜豆浆

促进伤口愈合

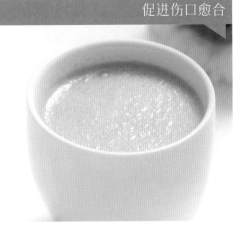

材料

黄豆 50 克，胡萝卜 30 克，冰糖 3 克。

做法

1 黄豆用清水浸泡 10~12 小时，洗净；胡萝卜洗净，去皮，切块。

2 将黄豆和胡萝卜块倒入全自动豆浆机中，加水至上、下水位线之间，煮至豆浆机提示豆浆做好，过滤后加冰糖搅拌至化开即可。

肝癌：控酒护肝，清淡爽口

肝癌是一种发生在肝脏的恶性肿瘤。研究发现，肝癌与饮酒、病毒性肝炎、食用霉变食物、饮用污染水、遗传等因素相关。肝癌患者在治疗过程中往往会出现营养不良的状况，所以在饮食上一定要注意营养的摄入。

肝癌患者饮食速查

1. 食用利水食物。 若肝癌患者伴有腹水，可以多食用利水食物，如冬瓜、红豆、玉米须、薏米、葫芦、鲫鱼等。

2. 多食疏肝理气的食物。 中医认为，肝癌与肝气不畅、气血瘀滞有关，疏肝理气食物可以帮助患者对抗肝癌。这类食物包括陈皮、枸杞子、菊花、佛手、茼蒿等。

3. 摄入优质蛋白。 肝癌患者早期要防止蛋白质损耗过多，及时补充优质蛋白，可适当多食用高蛋白的食物，如瘦肉、鸡蛋、牛奶、鱼类、豆腐及豆制品等。

4. 补充维生素。 肝癌患者肝功能受损，容易缺乏维生素，而维生素 A、维生素 C、维生素 E 和维生素 K 等可以辅助抗癌，因此肝癌患者要食用含有这些营养素的蔬菜和水果，如猕猴桃、柑橘、油菜、番茄、胡萝卜等。

5. 食用开胃食物。 肝癌患者在放疗和化疗中容易出现恶心、呕吐、上腹疼痛等症状，这时可以食用一些开胃的食物，如山楂、香菇、扁豆、白萝卜等。

6. 饮食宜清淡。 肝癌患者往往会出现消化不良的症状，因此饮食要以清淡为主，少吃肥肉、油炸、熏烤食品等。

7. 禁烟酒及霉变食物。 肝癌的发生与吸烟酗酒、食用霉变食物有密切关系，因此肝癌患者一定要戒烟戒酒，不吃霉变食物。

保持良好的情绪

中医认为，坏情绪可能会减少肝细胞能量，降低肝脏的调节功能，导致机体出现气血不通、体内毒素增加的情况，这些不利于肝癌患者的恢复，所以患者要保持良好的心态，积极对抗癌症。

香菇豆腐汤

补充蛋白质，保护肝细胞

材料

香菇、油菜各 30 克，豆腐 400 克，鸡腿菇 50 克，盐 2 克，水淀粉 4 克，香油、植物油各适量。

做法

1 鸡腿菇洗净，切片；豆腐洗净，切块；香菇泡发，洗净，切块；油菜洗净，切片。

2 锅中倒入植物油烧热，放入香菇块、鸡腿菇片略炒，加入豆腐块和油菜同煮 5 分钟，加盐调味，用水淀粉勾芡起锅，淋上香油即可。

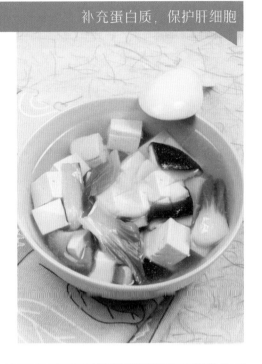

鲫鱼冬瓜汤

辅助治疗肝腹水

材料

净鲫鱼 1 条，冬瓜 300 克，盐、胡椒粉各 3 克，葱段、姜片各 5 克，清汤、料酒、植物油各适量，香菜末少许。

做法

1 净鲫鱼洗净；冬瓜去皮、去瓤，切成大片。

2 锅内倒入植物油烧热，放入鲫鱼煎至两面金黄出锅。

3 锅内倒入植物油烧热，放入姜片、葱段煸香，放入鲫鱼、料酒，倒入适量清汤大火烧开，开锅后改小火焖煮 3 分钟，加入冬瓜煮熟后，加入盐、胡椒粉，撒上香菜末即可。

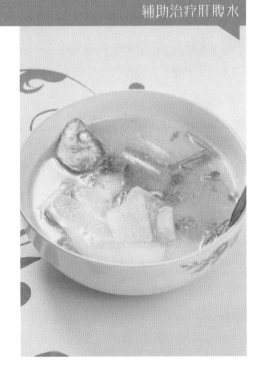

肠癌：饮食易消化，避免高脂肪

肠癌一般指大肠癌，是常见的恶性肿瘤之一，包括结肠癌和直肠癌。我国很多地区，尤其是经济发达地区，肠癌的发病率明显上升。这是因为经济发达地区的生活水平高于农村和小城镇，在饮食上多是高脂饮食，生活中缺少运动，肠道蠕动缓慢，致使致癌物沉积，肠癌发病率升高。因此，肠癌患者在饮食上一定要避免高脂食物。

🔍 肠癌患者饮食速查

1. 选择易消化食物。 肠癌患者容易反复发作，降低消化吸收的能力，所以饮食上应该选择易消化的食物，如面条、粥、米糊、汤等。

2. 食用富含膳食纤维的食物。 肠癌患者若出现便秘，可适当多吃富含膳食纤维的食物，这类食物能够促进肠道蠕动，帮助排便，减少致癌物和有害物质在体内堆积，如玉米、小米、燕麦、红薯、芝麻、冬瓜、茄子、芹菜、苹果、香蕉等。

3. 食用清热解毒的食物。 放疗和化疗的不良反应可能使患者出现腹泻、痉挛性腹痛等症状，影响营养的消化吸收。因此，患者可以适当食用一些清热解毒的食物，以减轻放疗和化疗的不良反应，如丝瓜、香菇、绿豆、红豆、薏米、猕猴桃、苹果、香蕉等。

4. 食用增强免疫力的食物。 肠癌患者在治疗过程中一定要注意增强免疫力，提高身体的耐受性，可以适当多吃些玉米、红薯、薏米、扁豆、菜花、圆白菜、香菇、木耳、黄鱼等食物。

5. 忌食辛辣、油炸等食物。 肠癌患者要禁食辛辣助燥热的食物，如辣椒、桂皮、花椒、胡椒等；同时也要忌食油炸、腌制、高脂肪食品，以免刺激肠道。

肠癌患者要学会补充水分

肠癌患者经常出现便秘，所以要及时补充水分，但补充水分的方法除了喝水，还可以喝花草茶、牛奶、纯果汁等饮品。另外，餐饭中加入汤、粥等也可以为身体提供水分。

香菇炒菜花

材料

鲜香菇 150 克，菜花 250 克，葱花、姜末各 5 克，盐 2 克，植物油、酱油各适量。

做法

1 菜花掰小朵，洗净，冷水浸泡 10 分钟，捞出沥干，放入沸水中焯一下，沥干水分。
2 鲜香菇洗净，放入沸水中焯一下，沥干水分，切块。
3 锅内倒入植物油烧热，爆香葱花、姜末，放菜花翻炒，再放香菇翻炒至熟，加入盐、酱油炒匀即可。

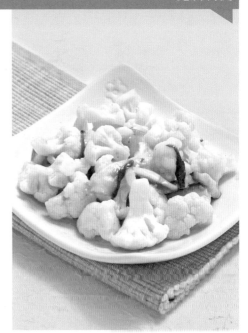

玉米粥

材料

大米 100 克，嫩玉米粒 50 克。

做法

1 大米淘洗干净，加入嫩玉米粒拌匀，放入锅中加水浸泡 30 分钟，捞出。
2 锅置于火上，倒入适量清水大火烧开，放入大米和嫩玉米粒煮沸后改小火继续熬煮，煮至米粒软烂即可。

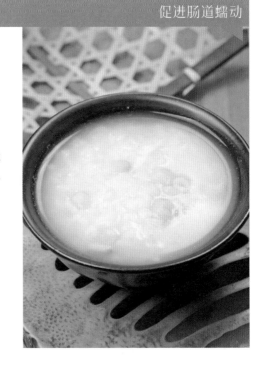

宫颈癌：补益气血，生精益肾

宫颈癌又称子宫颈癌，是一种常见的妇科癌症。国际癌症研究机构调查发现，宫颈癌已成为威胁女性生命的第四大癌症。宫颈癌患者一般会有阴道流血、阴道排液、尿频、尿急、便秘、下肢肿痛、贫血等症状。所以补气益血、健脾补肾很重要。

宫颈癌患者饮食速查

1. 吃补血食物。有出血症状或经历手术治疗的患者，可以吃些凝血、补血的食物。凝血食物有木耳、香菇、芥菜、蚕豆、藕粉、海参等；补血食物有红枣、猪肝、桂圆、黑芝麻等。

2. 吃利尿祛湿的食物。如果患者出现下肢水肿症状，可以适当吃些利尿祛湿的食物，如红豆、鲫鱼、泥鳅、玉米须、冬瓜等。

3. 养血滋阴。放疗期间宫颈癌患者可以适量增加有养血滋阴功效的食物，如牛肉、木耳、菠菜、藕、芹菜等。

4. 健脾补肾。化疗期间患者可以多吃一些健脾补肾的食物，如枸杞子、薏米、山药、木耳、香蕉等。

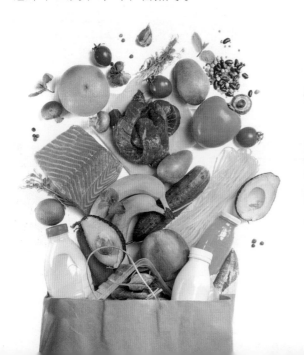

出现放射性膀胱炎怎么办

放疗期间，很多癌症患者出现放射性膀胱炎。此时可以吃一些滋阴解毒、清热利尿的食物来缓解放射性膀胱炎的症状，如红豆、荸荠、西瓜、薏米、莲藕等。

胡萝卜烩木耳

材料

胡萝卜200克，水发木耳50克，姜末、葱末、白糖各3克，盐2克，生抽10克，香油少许，植物油适量。

做法

1 胡萝卜洗净，切片；水发木耳洗净，撕小朵。

2 锅置于火上，倒入植物油烧至六成热，放入姜末、葱末爆香，下胡萝卜片、木耳翻炒，加入生抽、盐、白糖翻炒至熟，淋上香油调味即可。

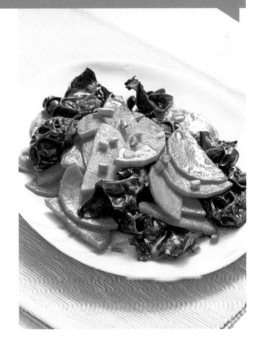

莲藕冬瓜扁豆汤

材料

扁豆150克，莲藕200克，冬瓜250克，猪瘦肉100克，盐2克，姜片20克。

做法

1 莲藕去皮，洗净，切块；冬瓜洗净，去皮，除瓤，切厚块；扁豆洗净，掰成段；瘦肉洗净，切片，入沸水中焯一下，再冲洗干净。

2 锅中倒入适量水烧开，放入扁豆段、莲藕块、冬瓜块、猪瘦肉片、姜片，煲开后改小火继续煲1小时，加盐调味即可。

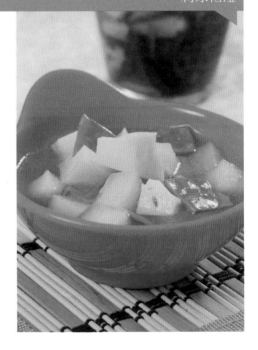

乳腺癌：适量补充维生素 D 和硒

乳腺癌是乳腺上皮组织的恶性肿瘤，多发于女性身上。乳腺并非维持生命活动的重要器官，因此，原位乳腺癌本身没有致命危险。但乳腺癌细胞一旦脱落，随血液或淋巴液散至全身，就会危及生命，因此，积极防治乳腺癌很重要。

🔍 乳腺癌患者饮食速查

1. 补充维生素 D。 研究显示，有维生素 D 缺乏症的人如果患上乳腺癌，其死亡风险要高于其他女性。这类患者可以吃些富含维生素 D 的食物，如动物肝脏、蛋黄、牛奶、鲑鱼等。日常还可多晒太阳，促进维生素 D 的吸收。

2. 补硒。 研究显示，硒的某些代谢产物可以帮助对抗癌细胞。因此，日常饮食应多食富含硒的食物，如肉类、蛋类、黑芝麻、黑豆、黑米、荠菜、芦笋、豌豆、大白菜、南瓜、洋葱、番茄等。

3. 吃软坚散结的食物。 软坚散结的食物可以帮助肿块消减。乳腺癌患者可以适当吃些海藻、海带、紫菜、牡蛎、猕猴桃、芦笋、丝瓜等。

4. 补充蛋白质。 无论是经过手术还是放疗、化疗的患者，都要预防营养不良，所以补充蛋白质很重要，可以适当吃些大豆类、低脂奶类、蛋类、鱼、瘦肉、去皮的禽肉、香菇等。

5. 补充碳水化合物。 碳水化合物可以为机体提供足够的热量，减少蛋白质的损耗。乳腺癌患者的碳水化合物可以从面粉、大米、玉米、土豆、红薯等食物中摄取。

6. 细嚼慢咽，及时饮水。 放化疗期间患者可能会出现口干、口腔黏膜炎、口腔溃疡等症状。患者在进食的时候要细嚼慢咽，让唾液与食物充分混合。另外，患者要多饮水，每日约 2000 毫升。

乳腺癌患者要避免这些风险

1. 叶酸最宜通过蔬果、全麦谷物等食补方法获取，叶酸补充剂可能加大乳腺癌的风险。

2. 高脂肪食物、红肉、饮酒会增加乳腺癌的风险。

丝瓜炒鸡蛋

材料

鸡蛋3个，丝瓜250克，盐2克，姜末、葱末、蒜末各5克，植物油适量。

做法

1 丝瓜洗净，去皮，冲洗，切滚刀块，放沸水中焯烫，捞出，用冷水冲一下；鸡蛋打散，炒熟。

2 锅内倒入植物油烧热，炒香姜末、葱末、蒜末，放入丝瓜块翻炒，加入鸡蛋块炒熟，加入盐炒匀即可。

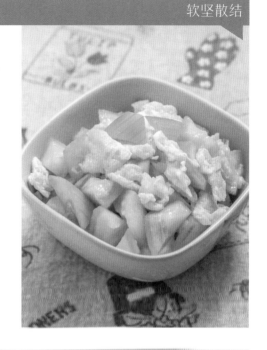

香菇滑鸡粥

材料

大米、鸡胸肉各100克，香菇80克，生菜20克，蛋清50克，盐2克，香油、料酒、淀粉各5克，植物油适量。

做法

1 鸡胸肉和香菇分别洗净，香菇切片，鸡胸肉切丝；生菜洗净，切丝。

2 将鸡胸肉丝加蛋清、淀粉、料酒抓匀，腌渍5分钟。

3 大米洗净，放入锅中，加入植物油和适量水，大火烧开，加盖小火煮20分钟，再焖5分钟。

4 将香菇、鸡胸肉丝放入粥内，煮3分钟，放入生菜丝，加入盐、香油调味即可。

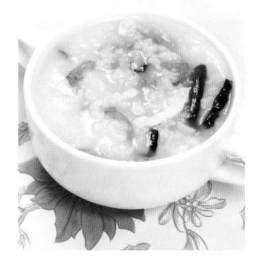

卵巢癌：清淡饮食，补充蛋白质

卵巢癌是女性生殖器官常见的一种恶性肿瘤，任何年龄段的女性都有可能发病，其死亡率居女性癌症之首。发病原因与物理、化学、生物等致癌因子以及遗传、内分泌、精神、饮食结构等相关。

卵巢癌患者饮食速查

1. 饮食宜清淡。体内脂肪过多与多种癌症的发生有密切关系，其中包括卵巢癌。因此，日常饮食宜清淡，少吃肥甘厚味的食物，如肥肉等；适当多吃粥、汤、馒头、面条等食物。

2. 少食多餐。卵巢癌患者在治疗过程中容易引起消化吸收功能下降，可根据自身情况采取少食多餐的进餐方式。

3. 补充蛋白质。治疗过程中患者身体的抵抗力会下降，这时需要补充蛋白质，增强抵抗力，多进食豆腐、豆浆、牛奶、瘦肉、蛋类、鱼、虾等食物。

> **鸡蛋可能会增加卵巢癌患者的发病风险**
>
> 鸡蛋虽然可以为患者提供优质的蛋白质、维生素、矿物质等，但如果鸡蛋摄入量太大，可能会增加卵巢癌的发病风险。因此，患者既要食用鸡蛋，又要注意鸡蛋的摄入量。

补充蛋白质

牛奶蒸蛋

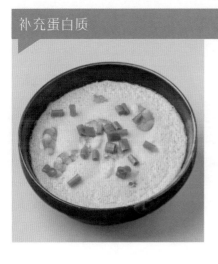

材料

鸡蛋2个（约120克），脱脂牛奶200克，虾仁7个，香油1克，白糖2克。

做法

1 鸡蛋打入碗中制成蛋液，加脱脂牛奶、白糖搅匀；虾仁洗净。

2 鸡蛋液入蒸锅大火蒸约2分钟，此时蛋羹已略成形，将虾仁摆放在上面，改中火再蒸5分钟，出锅前淋上香油即可。

刘金英：防癌抗癌怎么吃速查

膀胱癌：多吃利尿、清热的食物

膀胱癌属于发生在膀胱黏膜的一种恶性肿瘤，是泌尿系统最常见的癌症，包括膀胱尿路上皮癌、膀胱鳞状细胞癌、膀胱腺癌等，约90%的膀胱癌为膀胱尿路上皮癌，所以，一般所说的膀胱癌是指此癌。

膀胱癌患者饮食速查

1. 吃养血止血的食物。膀胱癌患者多有尿血症状，平时可适当多吃红枣、丝瓜、莲藕等养血止血的食物。

2. 吃利尿、清热食物。利尿食物可以帮助患者排出废物和毒素，减少细菌和致癌物对膀胱黏膜的损害，所以患者可适当吃红豆、冬瓜、鲜藕、黄瓜、红豆、薏米、绿豆等食物。

3. 多喝水。适当增加饮水量，可以帮助排尿，辅助治疗膀胱癌。膀胱癌患者每天应饮水7~8杯。

正确饮水

对于膀胱癌患者，增加饮水量非常重要，但在饮水时小编饮水吧？这时喝水还需要知道：每天早起空腹时喝一杯水，喝水时不宜一口气喝太多，饭后不宜立刻喝水，不要口渴了才喝水，运动时要注意及时补水。

萝卜莲藕汁

养血、利尿

材料
白萝卜100克，莲藕150克，冰糖适量。

做法

1 白萝卜和莲藕洗净后，去皮切块。

2 将切好的白萝卜块、莲藕块一同放入榨汁机中，加入适量饮用水搅打均匀后倒入杯中，加入冰糖调匀即可。

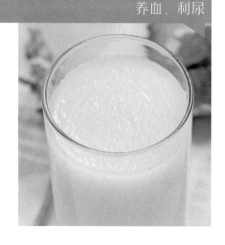

白血病：多吃富含铁的食物

白血病是造血干细胞的恶性克隆性疾病。在造血组织中，白血病细胞大量增生积累，导致正常造血受到抑制，主要表现为贫血、出血、发热、骨骼疼痛等。

白血病患者饮食速查

1. 吃含铁的食物。白血病患者会出现贫血、出血等症状，适当补充铁元素有利于患者恢复。富含铁的食物有猪肝、牛肉、羊肉、红枣、桂圆、花生、红糖、黑豆、木耳等。

2. 补充B族维生素、维生素C。白血病患者在化疗期间处于高消耗状态，极易引起维生素和微量元素缺乏，可以多食用新鲜的绿叶蔬菜和水果，如柿子椒、胡萝卜、菠菜、黑米、番茄、梨、猕猴桃等。

3. 适当补充多糖。多糖可以调节身体免疫，提高抵抗力，减少白血病患者治疗中的不良反应。白血病患者可以适当食用富含多糖的食物，如香菇、木耳、蘑菇、灵芝、银耳等菌类食物。

4. 补充水分。无论是疾病本身还是治疗过程都容易引起患者食欲减退、发热、盗汗等症状，这就需要注意补充水分，保持水和电解质的平衡。

5. 饮食低嘌呤。白血病患者尿酸浓度高，容易出现高尿酸血症，所以要避免进食高嘌呤食物，如动物内脏、骨髓、海味、蟹等食物。在补充蛋白质时，可以选用奶类、蛋类等低嘌呤食物。

> **花生的外皮可以补血**
>
> 花生的外皮又叫红衣，含铁丰富，具有补血的功效，所以有贫血症状的患者建议带皮一起吃，而且红色皮的花生补血效果比较好。但花生不宜多食，否则容易引起消化不良、腹胀等症状。

土豆烧牛肉

材料

牛肉300克，土豆250克，料酒、酱油各15克，葱末、姜片各10克，香菜段、白糖、盐各5克，花椒2克，植物油适量。

做法

1 牛肉洗净、切块，焯烫，捞出；土豆洗净，去皮，切块。

2 锅内倒入植物油烧至六成热，爆香葱末、姜片、花椒，放入牛肉块、酱油、料酒、白糖、盐翻炒，倒入砂锅中，加清水，大火烧开后转小火炖50分钟，加土豆继续炖至熟软，收汁，撒香菜段即可。

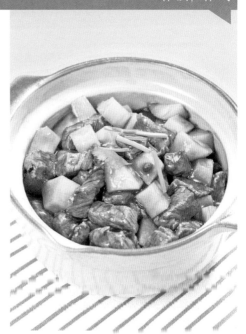

黑米红枣粥

材料

黑米80克，红枣8枚，大米20克，枸杞子、白糖各5克。

做法

1 黑米淘洗干净，浸泡4小时；大米洗净，浸泡30分钟；红枣洗净，去核；枸杞子洗净。

2 锅置于火上，倒入适量清水大火烧开，再加黑米、大米和红枣煮沸，改小火熬煮成粥，加入枸杞子煮5分钟，用白糖调味即可。

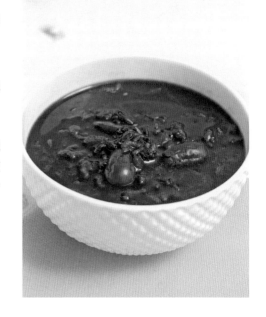

喉癌：清淡流质饮食为主

喉癌是常见的头颈部恶性肿瘤之一，分为原发性喉癌和继发性喉癌，前者是指原发部位在喉部的肿瘤，后者是指其他部位的癌细胞转移至喉部，以前者居多。喉癌患者主要症状为声嘶、咳嗽、呼吸困难、吞咽困难等。现代研究发现，喉癌与饮食习惯有很大关系。所以健康、合理的饮食对防治喉癌非常重要。

喉癌患者饮食速查

1. 以流质食物为主。 喉癌患者容易出现吞咽困难，在饮食上应以清淡的流质或半流质食物为主，如面条、粥、汤等。

2. 补充蛋白质和维生素。 因为疾病本身和治疗的影响，喉癌患者患营养不良的风险非常高，所以要注意补充蛋白质和维生素等营养物质。可以食用瘦肉、大豆、牛奶、鸡蛋、苦瓜、橘子、草莓、猕猴桃等食物。

3. 食用多汁食物。 放疗会使患者损伤津液，可以食用一些多汁食物，如青菜汤、肉汤、酸梅汤、西瓜汁等。

4. 细嚼慢咽。 对于有吞咽困难的患者来说，要少食坚硬、粗糙的食物，进食时要细嚼慢咽，以免加重不良反应。

5. 避免过烫食物。 经过放疗的喉癌患者要注意保护喉部，不要吃过烫的食物，否则容易损伤口腔黏膜。

6. 忌酒。 流行病学研究发现，饮酒会增加患喉癌、口腔癌、食管癌等肿瘤疾病的风险，所以忌酒有利于喉癌的防治。

金银花茶饮帮助舒缓患者不适

喉癌患者可能会出现热毒积聚、肿结等症状，金银花、鱼腥草、蒲公英、野菊花及败酱草煎煮的药液，可以舒缓症状。具体做法：准备上述材料各15克，洗净，放入祸中，加入清水适量；大火烧开后改小火煎煮40分钟；盛起汁液；再加适量清水煎煮40分钟；将两次汁液混合即可。每日饮用2次，每次200毫升。

苦瓜煎蛋

补充蛋白质

材料

鸡蛋3个，苦瓜100克，葱末5克，盐2克，料酒、植物油各适量。

做法

1 苦瓜洗净，切丁；鸡蛋打散。将二者混匀，加葱末、盐和料酒调匀。

2 锅置于火上，倒入植物油烧至六成热，倒入蛋液，煎至两面金黄即可。

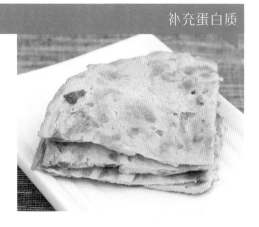

银耳百合雪梨汤

生津止渴

材料

雪梨2个，水发银耳50克，干百合5克，枸杞子10克，冰糖适量。

做法

1 雪梨洗净，去皮和核，切小块，干百合用水泡软；枸杞子洗净；银耳泡涨，撕小朵。

2 锅置于火上，银耳放进锅内，加水，大火烧开后改小火炖至银耳软烂，放入百合、枸杞子、冰糖和雪梨块，加盖继续小火慢炖，直到梨块软烂时关火。

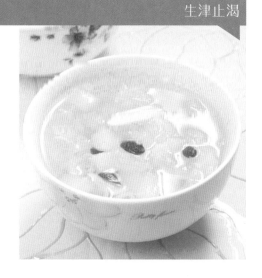

猕猴桃橘子汁

补充维生素

材料

猕猴桃、橘子各150克，蜂蜜适量。

做法

1 猕猴桃洗净，去皮，切小块；橘子洗净（不去皮和核），切小块。

2 将猕猴桃块、橘子块一起放入榨汁机中，加入适量饮用水搅打均匀，然后调入蜂蜜即可。

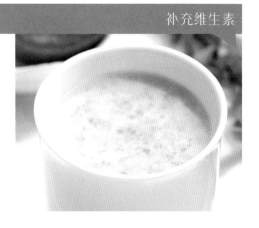

肾癌：避免高蛋白、高嘌呤饮食

肾癌是一种发生在肾实质泌尿小管上皮系统的恶性肿瘤。在我国泌尿生殖系统癌症中，肾癌的发病率仅低于膀胱癌。肾癌常见于 40 岁以上的人群，50～70 岁为发病高峰年龄。

🔍 肾癌患者饮食速查

1. 吃补肾的食物。为了恢复健康，肾癌患者可以适当多食用补肾食物，如黑米、黑豆、刀豆、乌鸡、桑葚、羊肉、海参、海蜇、黑枣、葡萄等。

2. 多吃利尿的食物。体内水分过多会增加肾脏负担，肾癌患者可多吃些利尿食物，如冬瓜、黄瓜、番茄、芹菜、海带、鲤鱼、鲫鱼等。

3. 吃滋肾阴、养血、生津的食物。经历放疗的患者肾阴亏损，可以适当食用滋肾阴养血生津的食物，如菠菜、山药、韭菜、苹果、山梨、龙眼肉、猕猴桃、枸杞子等。

4. 限制食盐的摄入。高盐食物容易引发高血压，而高血压是引发肾病的危险因素，所以想要预防和调理肾癌就要限制盐的摄入。盐每日摄入量不应超过 6 克。

5. 避免高脂食物。超重或过度肥胖也是引发肾癌的因素之一，因此，想要预防和调理肾癌，就要避免高脂食物，如油炸食物、肥肉、动物内脏等。

6. 限制高蛋白、高嘌呤食物。日常饮食中，应避免动物内脏、豆制品等高蛋白、高嘌呤食物的摄取。

刀豆猪腰缓解患者腰痛

刀豆性温，味甘，归胃、肾经，具有温中下气，补肾助阳的功效，与猪腰一起食用可以缓解肾癌患者的腰痛症状。具体做法：取刀豆 2 粒，放于猪肾内煨熟即可食用。

海米拌黄瓜

利尿

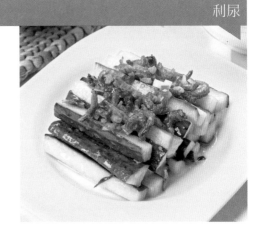

材料

黄瓜 300 克，海米 20 克，葱末、姜末各 5 克，盐 1 克，植物油适量。

做法

1 黄瓜洗净，切成长条。

2 海米用清水冲洗，放入温水中泡软。

3 锅置于火上，放入植物油烧至六成热，下葱末、姜末炒香，加入海米略炒后，浇在加盐的黄瓜条上即可。

清炖羊肉

补肾壮阳，增强体质

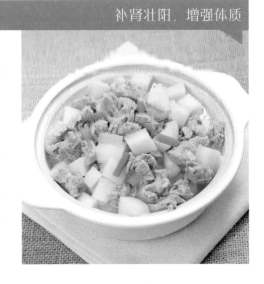

材料

羊肉 300 克，白萝卜 150 克，葱段、姜片各 15 克，盐 2 克，香油 1 克。

做法

1 羊肉和白萝卜洗净，切块。

2 锅置于火上，加水烧开，放入羊肉焯水，撇去浮沫，捞出洗净。

3 砂锅加水置于火上，将羊肉块、白萝卜块、葱段、姜片放入砂锅中，锅烧开后改为小火慢炖至肉酥烂，加入盐、香油调味即可。

桑葚黑加仑汁

补肾

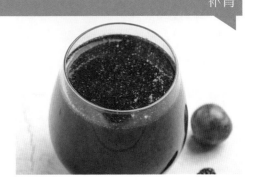

材料

桑葚、葡萄、黑加仑各 100 克。

做法

1 桑葚洗净；葡萄洗净，切成两半，去子；黑加仑洗净。

2 将上述食材一起放入榨汁机，加入适量饮用水，搅打均匀即可。

前列腺癌：多饮水，多排尿

前列腺癌是男性生殖系统中最常见的恶性肿瘤之一。多数前列腺癌患者早期无明显症状，随着病情的发展，可能会出现排尿困难、尿频、尿急、尿流缓慢，甚至出现尿潴留、尿失禁等情况。前列腺癌的发病原因与遗传、性生活和饮食习惯等有关。随着人们饮食习惯和饮食结构的改变，前列腺癌在我国的发病率也越来越高。

前列腺癌患者饮食速查

1. 多饮水、多排尿。 多饮水可以促进患者排尿，使有害物质和致癌物排出体外，起到辅助治疗前列腺癌的作用。

2. 吃富含番茄红素的食物。 番茄红素可以预防前列腺癌。番茄、番石榴、葡萄柚等食物富含番茄红素，可以适当多吃。

3. 补充硒元素。 硒元素的缺乏会引起硒蛋白的表达量降低，而硒蛋白可以起到抗氧化、抗炎的作用，且硒蛋白是前列腺正常和异常增生的重要调节因子。因此前列腺癌患者可以适当吃富含硒元素的食物，如虾、牡蛎、鲍鱼、章鱼、海参、紫薯、腰果等。

4. 补充蛋白质。 放疗和化疗会引起骨髓再生不良，白细胞明显减少，所以应及时补充蛋白质，预防白细胞大幅减少，患者可以多吃瘦肉、猪蹄、豆类、奶类、鱼类、花生、核桃等食物。

保持生殖器卫生

前列腺癌患者要注意外生殖器的卫生，配偶也要保持阴部卫生，避免细菌进入男性尿道，造成前列腺损伤。患者可以每天用温水洗澡，少穿紧身内裤，从而改善前列腺的血液循环。

番茄炒草菇

材料

草菇 200 克，番茄 100 克，葱末、姜末各 3 克，盐 2 克，水淀粉、植物油各适量。

做法

1 草菇洗净，切成两半；番茄洗净，切块。

2 锅内倒入植物油烧热，爆香姜末，倒草菇翻熟，加盐，倒入番茄炒熟，用水淀粉勾芡，撒上葱末即可。

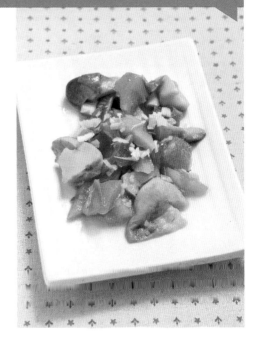

草莓葡萄柚汁

材料

草莓 50 克，葡萄柚 150 克，蜂蜜适量。

做法

1 葡萄柚洗净，去皮、子，切小块；草莓洗净，去蒂，切小块。

2 将上述食材一同倒入榨汁机中，加入适量饮用水搅打均匀后倒入杯中，加入蜂蜜调匀即可。

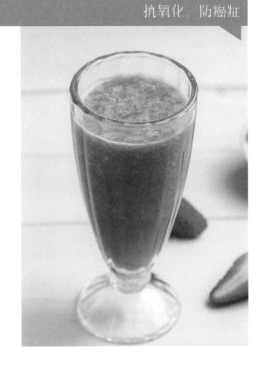

胰腺癌:
避免高脂饮食，健康烹饪

胰腺癌属于消化系统肿瘤，其恶性程度极高，预后极差。胰腺癌的临床症状多样，腹痛、黄疸、食欲不振、消化不良、恶心、呕吐、消瘦、乏力等都是胰腺癌的临床表现。近年来，随着人们生活水平不断提高，饮食结构发生了变化，高蛋白、高脂肪、低纤维的饮食结构致使胰腺癌的发病率不断增加。

🔍 胰腺癌患者饮食速查

1. 避免高脂饮食。研究表明，胰腺癌与高脂饮食密切相关，高脂食物容易引起过度肥胖，增加胰腺癌的发病风险。十字花科蔬菜可以降低胰腺癌的发病风险，患者可以适当多吃菜花、卷心菜、油菜、萝卜、甘蓝等食物。

2. 选择清淡、易消化食物。手术和放疗、化疗会导致患者进食不足、体重减轻，进而降低患者生活质量和生存期。因此，患者可以选择清淡、易消化的食物，以便身体可以获取更多的营养。

3. 选择健康的烹饪方法。胰腺癌患者不宜食用油炸、煎、烤的食物，可采用清蒸、凉拌、清炖、烩等方式烹调食物，既有利于营养成分的保留，又有利于患者消化吸收。

4. 饮食多样化。胰腺癌患者极易出现营养不良，因此一定要注意饮食结构，保证饮食多样化，同时也要忌食肥甘油腻、辛辣刺激性食物，如酒、辣椒、烤肉、熏肉等。

胰腺癌患者术后饮食须知

胰腺癌患者手术后常出现进食不足，刚刚手术可采取无脂流质饮食，之后渐渐过渡到低脂半流质饮食，然后过渡到普通膳食。另外，要注意少食多餐，每天可进食6~8餐，避免空腹太久或过度饱胀。术后患者进食的食物要注重营养，可吃些鱼类、瘦肉等促进伤口愈合的食物，但不适合吃太多的营养品和补品，以免增加胰腺负担，不利于身体恢复。

海蜇拌萝卜丝

预防胰腺癌

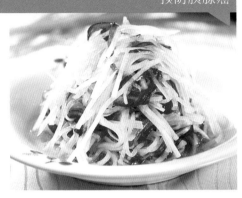

材料

白萝卜 200 克，海蜇皮 100 克，葱花、蒜末各 5 克，醋 8 克，香油 2 克。

做法

1 白萝卜洗净，切丝；海蜇皮放入清水中浸泡去盐分，洗净，切丝。

2 取盘，放入白萝卜丝和海蜇丝，加入葱花、蒜末、醋、香油拌匀。

菠菜蒸蛋

助消化，增强抵抗力

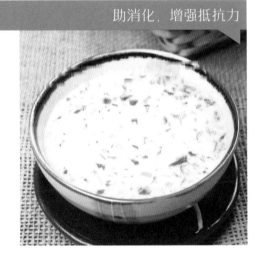

材料

蛋清 2 个，蛋黄 1 个，菠菜 50 克，盐少许，高汤适量。

做法

1 菠菜洗净，放沸水中煮一下，捞起，加入适量的水打成糊状。

2 取一蒸碗，放入蛋清和蛋黄打散，加入菠菜糊、高汤、盐搅拌均匀备用。

3 蒸锅水烧开，放入蒸碗，盖上锅盖，用中火蒸 15 分钟至熟即可。

山楂鸡内金粥

增加食欲，减少自由基

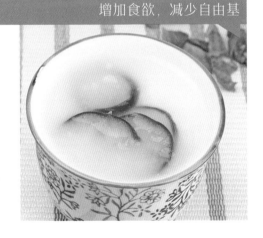

材料

生山楂 10 个，鸡内金 10 克，大米 50 克，白糖 5 克。

做法

1 山楂洗净，去核，切片。

2 鸡内金研为粉末；大米洗净。

3 将山楂片、鸡内金粉与大米一起放入锅中，加适量水，熬煮成粥，然后用白糖调味即可，早、晚各吃 1 次。

淋巴癌:
多吃促进消化的流质食物

淋巴癌是原发于淋巴结或其他淋巴组织的一种恶性肿瘤,属于血液系统疾病。青壮年发病率较高,老人和幼儿发病率相对较低。淋巴癌的病因可能与空气污染、食品污染、病毒感染、细菌感染等有关。想要预防淋巴癌,就要注意日常饮食和生活细节,多锻炼身体,增强抵抗力。

淋巴癌患者饮食速查

1. 适当多吃流食。放疗和化疗后,患者可能出现口腔、咽喉疼痛,这时可以吃一些促消化的流质食物,如燕麦粥、米汤、牛奶、蛋花汤、杏仁茶、藕粉等。

2. 吃滋阴生津的食物。放疗和化疗后,患者容易出现口干舌燥、灼热伤阴的情况,可以吃一些滋阴生津的食物,如梨、芝麻、银耳、百合、莲子、甘蔗、葡萄、冬瓜、南瓜、荸荠等,也可以喝一些柠檬汁、乌梅汁等。

3. 食物注重色、香、味俱全。放疗和化疗后患者出现多种不适,影响进食,色、香、味俱全的食物更容易吸引患者进食,降低出现营养不良的风险,帮助身体恢复。

4. 少食多餐。经过放疗和化疗的患者如果出现恶心、呕吐症状,可以少食多餐,进食一些玉米发糕、馒头等固体食物(有咽喉疼痛、吞咽困难的患者要慎食)。

佛手姜片汤帮助患者温中止呕

生姜有温中止呕的功效,佛手有和胃止痛的功效,两者一起做成佛手姜片汤不仅可以和胃止呕,还可以防癌抗癌。具体做法:取佛手10克,生姜2片,用水煎煮,取汁,加入适量白糖温服。

清蒸冬瓜球

缓解口干舌燥

材料

冬瓜 400 克，胡萝卜 150 克，盐 3 克，姜丝 5 克，香油、高汤、水淀粉各适量。

做法

1 冬瓜去皮、去瓤，用挖球器挖成球状；胡萝卜洗净，切薄圆片。
2 将盐、高汤、水淀粉制成调味汁拌匀。
3 将冬瓜球、姜丝、胡萝卜片放入碗中，加调味汁拌匀，蒸 10 分钟。倒出汤汁，淋上香油即可。

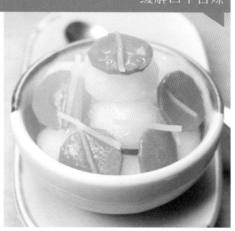

牛奶燕麦粥

营养丰富，助消化

材料

牛奶 250 克，燕麦片 50 克，白糖 5 克。

做法

1 燕麦片洗净。
2 锅置于火上，倒入适量清水大火烧开，加入燕麦片煮熟，关火，再加入牛奶拌匀，最后调入白糖拌匀即可。

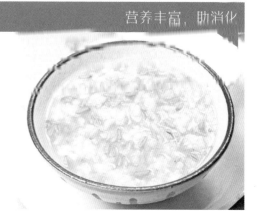

大米百合荸荠豆浆

滋阴生津

材料

黄豆 40 克，大米 20 克，荸荠 50 克，百合 10 克。

做法

1 黄豆用清水浸泡 10~12 小时，洗净；百合用清水泡发，洗净，分瓣；大米淘洗干净；荸荠去皮，洗净，切小丁。
2 将上述食材一同倒入全自动豆浆机中，加水至上、下水位线之间，煮至豆浆机提示豆浆做好即可。

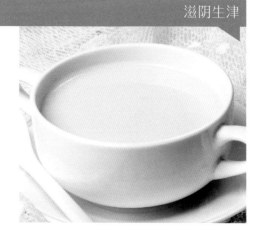

甲状腺癌：是否补碘要因人而异

甲状腺癌是常见的甲状腺恶性肿瘤，大多数源于滤泡上皮细胞，包括乳头状癌、滤泡状癌、未分化癌、髓样癌四种病理类型，其中以乳头状癌最常见。现代医学认为，甲状腺癌与碘的摄取量、放射线照射、性激素以及精神情绪等有关。

甲状腺癌患者饮食速查

1. 内陆地区患者适当多吃海产品。 碘是人体必需的微量元素之一，碘缺乏可能会增加甲状腺癌的发病率。海产品既富含碘，又可软坚散结，可以预防甲状腺癌，如海带、紫菜、海参、海蜇、鱼类、龙虾等。

2. 沿海地区患者不可过度补碘。 高碘饮食可能加大患甲状腺乳头状癌的风险，因此沿海地区患者要注意避免碘摄入过量。十字花科蔬菜，如圆白菜、西蓝花、紫甘蓝、菜花等可以抑制碘吸收，沿海地区患者可适当食用。

3. 吃含硒的食物。 微量元素硒可以调节患者免疫功能，抑制甲状腺肿瘤。患者可以吃些富含硒的食物，如猪肝、黄豆、蚕豆、胡萝卜、油麦菜、番茄、芦笋、蘑菇等。

缓解甲状腺癌治疗的不良反应	海带豆香粥

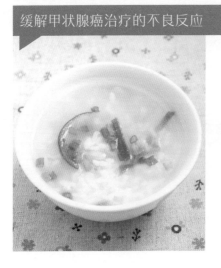

材料
大米 80 克，海带丝 50 克，黄豆 40 克，葱末 5 克，盐 3 克。

做法
1 黄豆洗净，用水浸泡 6 小时；大米淘洗干净，用水浸泡 30 分钟；海带丝洗净。
2 锅置于火上，加入清水烧开，再放入大米和黄豆，大火煮沸后改小火慢慢熬煮至七成熟，放入海带丝煮约 10 分钟，加盐调味，最后撒上葱末即可。

癌症不同
治疗阶段饮食速查

治疗前期：早期营养筛查，积极纠正营养不良

🔍 营养风险筛查

尽早进行营养筛查，能及时发现存在营养不良风险的肿瘤患者，同时采取有效措施积极干预，纠正营养不良的状态，帮助肿瘤患者提高生存质量。中华医学会肠外肠内营养分会推荐肿瘤患者使用营养风险筛查（NRS 2002）进行营养风险筛查。

NRS 2002 评分内容

评分内容	0分	1分	2分	3分
疾病严重程度评分		髋骨骨折、慢性疾病急性发作或伴有并发症、慢性阻塞性肺疾病、血液透析、肝硬化、糖尿病、一般恶性肿瘤患者	腹部大手术、脑卒中、重度肺炎、血液恶性肿瘤	颅脑损伤、骨髓移植、APACHE-II评分 >10分的ICU患者
营养状况受损评分	BMI≥18.5；近1~3个月内无变化；近1周摄食量无变化	近3个月体重下降 > 5%；近1周进食量减少25%~50%	一般情况差或近2个月内体重下降>5%；近1周进食量减少50%~75%	BMI<18.5，伴一般情况差；近1个月内体重下降>5%（或近3个月体重下降15%）；近1周进食量减少76%及以上
年龄评分	18~69岁	≥70岁		

注：每项评分内容的最后得分为该项最高评分分值，临床营养筛查总分（0~7分）＝上述三项评分相加之和。总评分≥3分表明患者有营养不良或有营养风险，应进行营养支持；总评分<3分，每周重复一次营养风险筛查。

引自：中华人民共和国卫生行业标准－临床营养风险筛查（WT/T）.中华人民共和国国家卫生和计划生育委员会，2013.

🔍 手术前饮食速查

手术是用于切除癌细胞和附近组织的一种创伤性治疗方法，对癌症患者的身体状况要求比较高。所以癌症患者手术前应做好营养储备，增强体质，为顺利度过手术期提供物质保证。此外，患者术后一段时间不能正常进食，而伤口愈合、组织再生都需要营养，这也需要术前来储备营养。

1. 补充蛋白质。蛋白质能为身体供给能量，增强机体的免疫力。一旦摄入不足，会导致免疫力低下，不利于手术顺利进行。因此，每天必须摄入 75 克蛋白质。

2. 补充足够的碳水化合物。术前，癌症患者应摄入充足的易消化的碳水化合物，保证肝脏储存较多的糖（肝糖原），保证手术过程中的血糖浓度，保护肝脏免受麻醉剂的损害。此外，碳水化合物是机体重要的构成成分，当供应充足时，机体就不需动用蛋白质来供应，这样就节约了蛋白质，增强体质。适合癌症患者术前食用的富含碳水化合物食物有谷类、豆类、薯类、水果、坚果等。

3. 癌症类型不同，术前饮食也不同。对于胃肠道及腹部癌症的患者，术前 3~5 天要停用普食，改用少渣的半流食，避免摄入高纤维、易胀气的食物，术前 1 天以改为流食；术前一天晚上应禁食。对于其他癌症的患者，一般不限制饮食，但术前 12 小时应禁食，术前 4 小时应禁水，以避免因麻醉和手术中呕吐导致的吸入性肺炎或窒息。

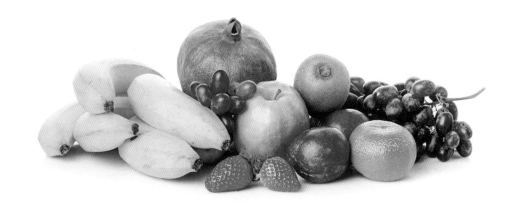

化疗前饮食速查

化疗是使用化学药物杀死癌细胞的一种治疗方法。其中有些化学药物在杀死癌细胞的同时也会伤害健康细胞，导致癌症患者身体虚弱，抵抗力下降，进而降低化疗的效果。所以，化疗前应尽量多摄入营养，给身体一个良好的营养储备，增强化疗效果。

1. 均衡饮食，补充营养。化疗对身体的伤害比较大，所以化疗前应均衡饮食，补充营养。

2. 注意补充含硒丰富的食物。硒能保护细胞免遭氧化损伤，维持白细胞的稳定，从而提高免疫功能。所以化疗前7天进行补硒调理，提升硒的含量，可以有效减轻患者的化疗反应。富含硒的食物有海产品、坚果、全谷物、小麦胚芽、蛋黄等。

3. 吃补气血的食物。癌症患者化疗前吃些补气血的食物，可以精力充沛，强壮身体，为化疗提供营养基础。补气血的食物有红枣、猪肝、乌鸡、木耳、黑豆、黑芝麻等。

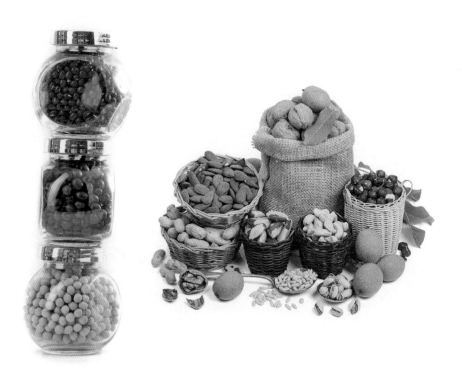

赛螃蟹

补肾，抗癌

材料

鸡蛋 3 个，葱末、姜末、蒜末各 15 克，醋 20 克，料酒、生抽、白糖各 5 克，盐少许，植物油适量。

做法

1. 鸡蛋分离出蛋清、蛋黄，分别搅匀；调料放入碗中搅匀放置 15 分钟制成调料汁。
2. 蛋清、蛋黄分别炒至半凝固状盛出，调料汁过滤后淋在上面即可。

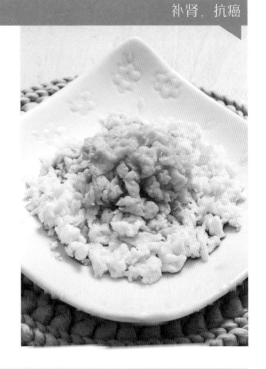

水晶虾仁

满足身体对蛋白质的需要

材料

虾仁 300 克，鸡蛋清 1 个，姜末、料酒各 5 克，盐 3 克，水淀粉、淀粉、高汤、植物油各适量，胡椒粉、花椒粉、小苏打各少许。

做法

1. 虾仁洗净，晾干，用姜末、盐、花椒粉、小苏打和料酒腌渍 10 分钟。
2. 鸡蛋清和淀粉、盐、胡椒粉加水调成糊，放入虾仁拌匀，放入油锅中滑散，变色后捞出。
3. 锅烧热后放高汤、盐和胡椒粉烧开，加水淀粉勾芡，倒入虾仁翻炒均匀即可。

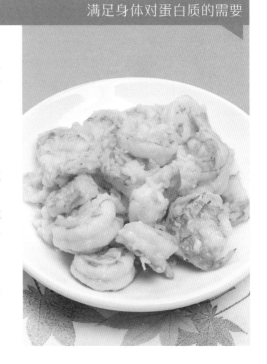

治疗期及治疗间期：保证营养充足，提高治疗耐受

肿瘤患者如果出现营养不良，会降低身体的耐受性、治疗的敏感性，增加治疗的不良反应和并发症。另外，放疗和化疗的不良反应严重影响患者进食，增加营养不良的风险。所以患者在治疗期间一定要注意饮食的合理性，保证营养充足。

放疗期间饮食速查

1. 吃生津食物。 如果放疗部位在颈部或胸部，很容易损伤唾液腺及黏膜，使患者出现口干、咽燥、味觉丧失等症状，这时可以适当食用生津食物，如梨、西瓜、山楂、莲藕、苦瓜、山药、银耳等。

2. 吃易消化、少油腻的食物。 如果患者出现恶心、呕吐等情况，吃些易消化、少油腻的食物，如酸奶、绿豆冬瓜汤、皮蛋瘦肉粥、银耳莲子羹等，既可以保护肠胃，又可以促进消化吸收。

3. 补充优质蛋白。 放疗容易导致白细胞和血小板减少，及时补充优质蛋白可以帮患者提高免疫力，增强耐受性。富含优质蛋白的食物有瘦肉、动物肝脏、菠菜、红枣、花生米等。

化疗期间饮食速查

1. 吃易消化食物。 如果患者出现消化道黏膜损伤，可以多吃些易消化的食物，主食以流食或半流食为主，如粥类、面条等。

2. 吃开胃的食物。 化疗期间患者容易出现食欲减退、厌食，可以适当吃些山楂、陈皮、萝卜、香菇、白扁豆等开胃食物。

3. 吃新鲜的蔬果。 患者如果出现口腔溃疡、大便干结、尿黄等上火症状，应多吃新鲜的蔬果及去火的食物。

白萝卜银耳汤

润肺生津

材料

白萝卜 100 克，银耳 10 克，鸭汤适量，盐、香油各少许。

做法

1 白萝卜洗净，切丝，放入淡盐水中稍泡一会儿；银耳泡发，去除杂质，撕成小朵。

2 将白萝卜和银耳放入鸭汤中，用小火炖熟，加盐、香油调味即可。

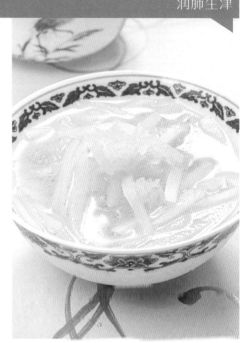

皮蛋瘦肉粥

滋阴润燥

材料

大米 100 克，猪瘦肉 50 克，皮蛋 1 个，葱末 10 克，料酒 5 克，盐 2 克，胡椒粉少许。

做法

1 大米洗净，浸泡 30 分钟；皮蛋去壳，切丁；猪瘦肉洗净，入沸水，加料酒煮熟，切成丁。

2 锅置于火上，倒入水烧沸，下入大米煮沸后改小火煮成粥，加入盐、皮蛋丁、熟猪肉丁搅匀烧沸，撒上胡椒粉、葱末即可。

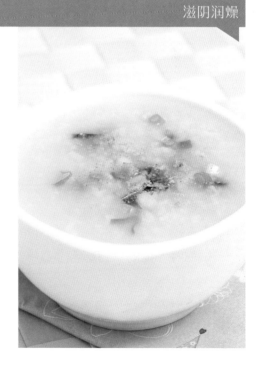

恢复期：监测营养状况，预防营养不良

　　恢复期是患者康复的关键期，期间如果营养状况不佳，极易出现免疫力低下、伤口感染、体重下降、营养不良等情况，甚至导致肿瘤复发、转移，减少生存时间，降低生活质量。因此，要密切关注患者恢复期的营养状况，预防营养不良。

🔍 恢复期饮食速查

　　1. 饮食要循序渐进。 肿瘤治疗的不良反应大部分会在恢复期渐渐消失，但经过手术治疗的消化道肿瘤患者，消化功能需要更长的时间才能恢复，因此术后饮食要循序渐进。术后 1~2 天吃清流食；术后 3~7 天进食半流食；术后 1 周进食普通软食。对于放疗、化疗对胃肠道造成损伤的患者同样要遵循由少至多、由稀至稠、由单种至多种，逐渐加量的饮食原则。

　　2. 饮食多样、营养均衡。 恢复期的肿瘤患者要在医师的指导下合理饮食。每日进食 12 种以上的食物，以谷类为主要能量来源，优先保证蛋白质的摄入，同时保证每天 300 克以上的蔬菜和 200~300 克的水果。

　　3. 吃高热量、高蛋白的食物。 放疗、化疗后患者的不良反应减轻，为了给身体提供足够的能量，帮助身体恢复，可以吃一些高热量、高蛋白的食物，如豆类、鱼类、肉类、牛奶等。

　　4. 吃富含维生素的食物。 维生素可以促进伤口愈合，增强免疫力，帮助身体恢复，肿瘤患者可以吃些富含维生素的谷类、动物肝脏、蔬菜、水果等。

　　5. 吃补气血的食物。 手术和化疗后，患者吃些补气血的食物有利于身体的恢复。补血补气的食物有红枣、猪血、山药、土豆、香菇等。

　　6. 吃辅助抗癌的食物。 很多食物具有抗癌成分，可以辅助抗癌，如香菇、胡萝卜、菜花、番茄、红薯、芦笋、大蒜等。

马齿苋炒鸡蛋

清热解毒

材料

鲜马齿苋 50 克，鸡蛋清 2 个，盐 2 克，料酒 5 克，植物油适量。

做法

1 将马齿苋择洗干净，切段；把鸡蛋清打散，加入马齿苋段调匀，加入盐、料酒调味。

2 锅置于火上，放入植物油烧热，将调好的混合物倒入锅内，快速翻炒至熟。

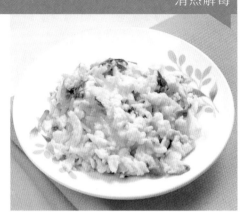

面片汤

补水，利小便

材料

小馄饨皮 20 克，青菜 10 克。

做法

1 小馄饨皮沿对角线切两刀，成小三角状；青菜洗净，切碎末。

2 锅中放水煮开，放入三角面片，煮开后放入青菜碎，煮至沸腾即可。

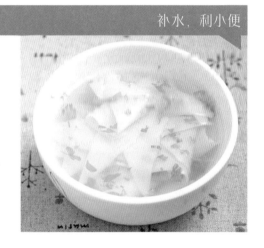

菊花陈皮饮

帮助毒素排出体外

材料

干菊花、干金盏花各 3 朵，陈皮 4 克，冰糖适量。

做法

1 干菊花、干金盏花、陈皮用沸水迅速冲洗一下。

2 将干菊花、干金盏花、陈皮放入杯中，倒入沸水，盖上盖子闷泡 5 分钟后，加冰糖即可饮用。

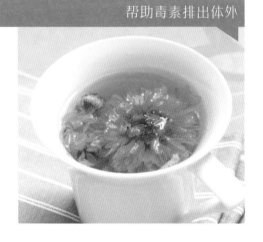

康复期：养成良好的饮食习惯，预防肿瘤复发

肿瘤的发生发展受饮食习惯、生活方式、生活环境等多个因素影响，其中饮食习惯对肿瘤的影响非常大。所以患者一定要在康复期重视营养管理，科学饮食，避免饮食误区，谨防肿瘤复发和转移。

康复期饮食速查

1. 饮食多样，适当增加粗杂粮的摄入。为保障丰富的营养来源，康复期患者每日至少进食 12 种食物，荤素搭配。如果肠胃功能较好，应粗细搭配，适当进食粗粮和谷物。全谷物比精制谷物保留了较多的膳食纤维、蛋白质、维生素等，能量密度相对较低，有利于调节胃肠道、控制体重、增强免疫力、稳定血糖。

2. 补充优质蛋白。康复期的肿瘤患者要适当减少红肉的摄入，可以从鱼类、禽类、蛋类、豆类中摄取蛋白质。建议每周食用 2~4 次白肉，每次 50~100 克。豆类富含优质蛋白，患者每日可摄入 30~50 克干豆腐或 200 克豆腐。

3. 摄入鲜鲜蔬菜和水果。蔬菜和水果中富含维生素、矿物质，可以抗氧化，对抗自由基，稳定激素水平，助消化，摄入足量的蔬菜水果可以降低肿瘤患者的死亡率。建议康复期的肿瘤患者每日摄入 500 克以上的蔬菜，300 克以上的水果，如白菜、紫甘蓝、蘑菇、橙子、苹果、猕猴桃、无花果等。

4. 减少精制糖的摄入。精制糖摄入过多不仅容易引起肥胖、高血压、糖尿病、动脉粥样硬化等疾病，还会加速肿瘤细胞的生长。所以康复期的患者要限制精制糖的摄入，少吃甜食，少喝饮料。

5. 避免饮酒。饮酒会增加患原发性肝癌、口腔癌、喉癌、食管癌等癌症的风险。长期大量饮酒会导致血脂代谢紊乱，患心血管疾病的风险增加。肿瘤患者若想饮酒一定要听取专业医师的建议。

蒜泥香菇

材料

鲜香菇 100 克，盐 3 克，料酒、蒜末各 10 克，植物油适量。

做法

1 鲜香菇洗净，去蒂，用刀在香菇面上画十字纹。

2 蒜末加植物油、盐、料酒搅拌均匀制成蒜泥料。

3 电饼铛边预热，边在底部刷一层植物油，放入香菇，将蒜泥料刷在香菇上，合上烤盘，烤 6 分钟，取出即可。

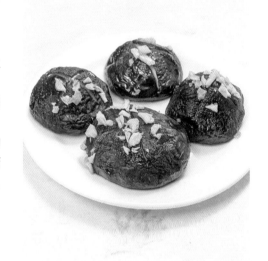

红烧带鱼

材料

净带鱼段 400 克，鸡蛋 1 个，葱段、姜片、蒜瓣、老抽、白糖、醋、料酒各 10 克，盐 3 克，植物油适量。

做法

1 带鱼洗净，用料酒和盐腌渍 20 分钟。

2 鸡蛋液在碗内打散，放入带鱼；老抽、白糖、料酒、盐、醋和清水调成味汁。

3 锅内倒入植物油烧热，将裹好的带鱼段下锅煎至两面金黄色捞盛出。

4 锅内倒入植物油烧热，爆香姜片、蒜瓣，倒味汁，放入带鱼段烧开，炖至汤汁浓稠，撒上葱段即可。

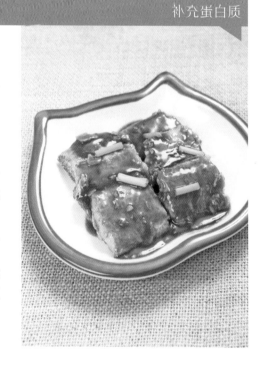

进展期：维持或改善营养状况，提高生活质量

进展期患者局部和全身的症状越来越明显。局部症状有疼痛、出血、消化道梗阻等；全身症状有厌食、消瘦、贫血、血浆蛋白水平下降、免疫力下降等。这些都可能导致患者出现营养不良，降低生活质量。所以这一阶段，患者要注意营养状况，提高生活质量。

进展期饮食速查

1. 厌食症的患者。每次少量进食，每日进食 5~6 次，这样能够让患者更好地耐受；注意进餐环境要愉悦轻松，不可匆匆进食。

2. 恶心、呕吐的患者。这类患者平日饮食要清淡、低脂；进餐时减少液体的摄入；注意补充水分，保持水和电解质的平衡。

3. 味觉、嗅觉发生变化的患者。肿瘤会降低人体对酸、甜的敏感度，提升对苦味的敏感度，烹调时可加入酸味或甜味较强的食物，如柠檬、糖等，避免摄入苦味食物，如芥菜、苦瓜等；也可以食用香菇、洋葱等味道浓的食物。

4. 早饱、腹胀的患者。早饱患者可以摄入小份额、高能量、高蛋白的食物，避免高纤维、低热量的食物。腹胀患者要避免胀气食物，如番薯、玉米、白菜、菜花、卷心菜、洋葱、坚果等；也不要喝啤酒、碳酸饮料；正餐中避免进食过多的饮料和汤汁。

5. 腹泻患者。注意增加液体的摄入，少食多餐，避免食用含有不可溶性纤维的食物，如绿豆、菠菜、咖喱、含酒精饮料等；可以食用益生元或益生菌。

6. 吞咽困难的患者。食用细软多汁的食物，调整食物的黏稠度，进食的同时适当饮水，将食物切小……这些都可以改善患者吞咽困难的症状。

7. 口腔黏膜炎的患者。避免进食过热、粗硬、酸辣等食物，保持口腔卫生，可以食用一些湿润、软滑的食物。

美极洋葱

增加食欲

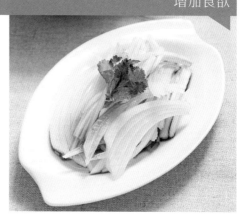

材料

洋葱 350 克，酱油、醋各 10 克，盐 2 克，鸡精、香油、香菜叶各少许，鲜汤适量。

做法

1 洋葱剥去外皮，切成约 0.5 厘米厚的片，再切成丝，盛入盘中。
2 将鲜汤、酱油、醋、盐、鸡精、香油倒入碗中调成味汁，浇在洋葱丝上拌匀，放入香菜叶即可。

雪梨大米粥

生津润燥

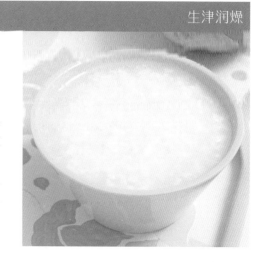

材料

雪梨 400 克，大米 100 克，冰糖 10 克。

做法

1 大米洗净，用水浸泡 30 分钟；雪梨洗净，去皮和核，切片。将雪梨片放入锅中，加入适量清水煮沸，取汁。
2 锅置于火上，加入雪梨汁和适量清水大火烧开，再加入大米熬煮，撇去浮沫，转小火煮至米粥将成，加入冰糖略煮片刻即可。

黄瓜柠檬饮

促进新陈代谢

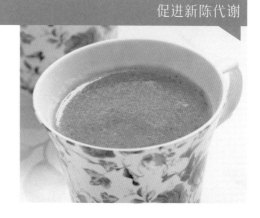

材料

黄瓜 200 克，柠檬 50 克。

做法

1 黄瓜洗净，切小块；柠檬洗净，去皮、子，切小块。
2 将黄瓜块、柠檬块放入榨汁机中加入适量饮用水搅打即可。

第七章 癌症不同治疗阶段饮食速查

终末期：营养有无作用？
伦理问题，缓和医疗

终末期的定义及表现

终末期是指失去常规抗癌治疗（手术治疗、放疗、化疗、分子靶向药物治疗等）指征的患者，通常情况下，预计生存期不足 3 个月。这些患者一般会表现出极度虚弱、恶病质、极易疲乏、食物和液体摄入量减少、疼痛、昏睡、吞咽药物困难等症状，几乎无法配合治疗和护理。

营养有无作用

这个阶段的营养治疗是一个重要、敏感的问题，不仅涉及医学，还涉及伦理、家属意愿的层面，需要患者、患者家属、医疗团队仔细讨论、解决。

这一时期进行营养支持，目的是维持或改善营养状况，延缓恶病质的进展速度，减轻患者痛苦，改善生活质量。进行营养支持的一个原则是：既不延长生命，也不加速死亡。因为没有明确的标准可以确定死亡阶段的开始，所以这个阶段的营养支持要以个性化的方式进行。通过口服为患者提供食物和液体是基本护理，只要患者不坚决抵制，就应始终提供。然而，吃喝的欲望在这一阶段会逐渐减弱，这一点应该承认。患者有拒绝食物和液体的权利，但如果选择拒绝食物和液体，做决定的一定是患者，而不是临床工作人员。

随着死亡的临近，患者厌食、吞咽困难、虚弱、精神错乱的情况会进一步恶化，直接或间接引起口服量减少、脱水、体重减轻，致使生活质量下降。另外，生命最后几天，患者经常会出现难治性恶病质和炎症反应，即便进行积极的干预措施，给予充足的能量，体重和功能仍会持续下降，很多症状和急性并发症不可逆转。即使是处于恶病质早期阶段的患者，也要经过数周的调养才能有所改善。所以，有难治性癌症，且只有几天存活时间的患者很难从营养支持中获益。